もくじ

第1章
ダイエット編（痩せれば若返る）

第2章
有害金属編（解毒すれば、身体が若返る）

第3章
長生き編（身体に負担をかけなければ、当然…

第4章
髪編（増えれば当然若返る）

第5章
身長編（過去の過ちを反省し、青春時代のように若返る）

第6章
ストレス編（悩みが解消されれば、気持ちが若返る）

はじめに

【さびとり健康法】と聞いて、何の事だか理解出来る方はほとんどいらっしゃらないと思います。まず、サビを取る事が、なぜ健康に繋がるのか?もっと言うならば、どこのサビを取るのか?

申し遅れました。私は主にバイクパーツへのメッキ処理を行っている、NAKARAIの半井雅輝と申します。最高の輝きを追求してまいりました結果、史上〝最鏡〟のメッキ集団として、雑誌や新聞、又はテレビにと様々なメディアに数多く取り上げて頂いております。そんな、金属のエキスパートであり、史上〝最鏡〟の称号を手に入れた私でしたが、衝撃の事実が発覚したのです。

その、衝撃の事実とは…。

私自身がサビだらけだったのです!!

私は、昔から肥満・薄毛が悩みでした。何度も無謀なダイエットに挑戦しては、失敗を繰り返し、病院へ運ばれる事もしばしばありました。そんな無謀なダイエットに嫌気がさし、自身で考えてみたのです。「何故太るのか、何故ハゲるのか」を。

金属は酸化するとサビが出来る。ならば、人の身体にも何らかの影響が起こる事も、酸化現象が原因ではないのか?この仮説を立て、私自身で実践した結果、見事ダイエットに成功しました。しかも、育毛、老化防止等、様々な変化が同時に得られたのです。

そう、私の肥満・薄毛の原因は酸化現象(サビ)だったのです。あなたの身体もサビているのかもしれませんよ。

では、何故?人間もサビるのか?私の実体験をもとに、お話ししていきます。

まず、若さを保つ為には、楽しく生きなくてはいけません。一言で言うならば、【子供のように!!】。酸化レスとはそういう事です。しかし、残念ながら、大人になるにつれ細胞は酸化しやすくなります。気持ちだけでは改善出来ない部分があるのです。そこで、細胞を出来るだけ酸化させない事、つまりサビさせない事が非常に重要なのです。

身体のサビが取れると、子供の頃に感じた身体の軽さを思い出させてくれます。

そう、肥満や薄毛とは程遠かった少年時代のあの頃のような…。

つまり、細胞を活性化(還元)する事により全ては始まるのです。

それでは本題に戻りましょう。

何故?人間はサビるのか?そもそも、身体のサビって何なのか?

その答えは、ずばり【酸化現象】です。

酸化とは?

物質が酸素と化合して酸化物になる反応、金属でいうところの【サビ】

あなたの身体が細胞レベルで酸化されていれば、身体がサビついているという事です。この酸化現象こそが、肥満・薄毛・抜毛・シミ・シワ等を引き起こすと考えています。

では、人間のサビを取るにはどうしたら良いのか?

肥満で薄毛の子供は少ないと思いませんか?そんな事当たり前だ、と言う人も多いかもしれませんが、その当たり前の中に最大のヒントが隠されているのです。子供の成長期は細胞が活性化(還元)されています。しかし、成長期を過ぎると、人間の身体はどんどん【酸化】されていくのです。

還元とは?

酸化物から酸素を取り去り元へ還す事。

酸化と還元は、必ず同時に起こる化学反応です。つまり、成長期を過ぎた人間の身体は、細胞が活性化(還元)される量より、酸化される量が多い為、サビついた状態にあるのです。細胞を活性化させ、子供の成長期と同じ状態を再現する事。これこそが、『さびとり健康法』の極意なのです。

この本を読み終わった頃には、あなたもきっと何をするべきか理解している事でしょう。あなたも光り輝くサビない身体を手に入れて下さい。

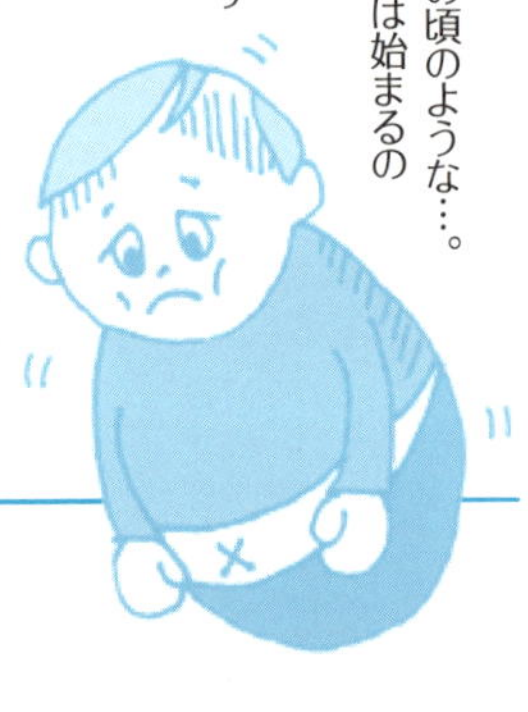

第1章

ダイエット編

（痩せれば若返る）

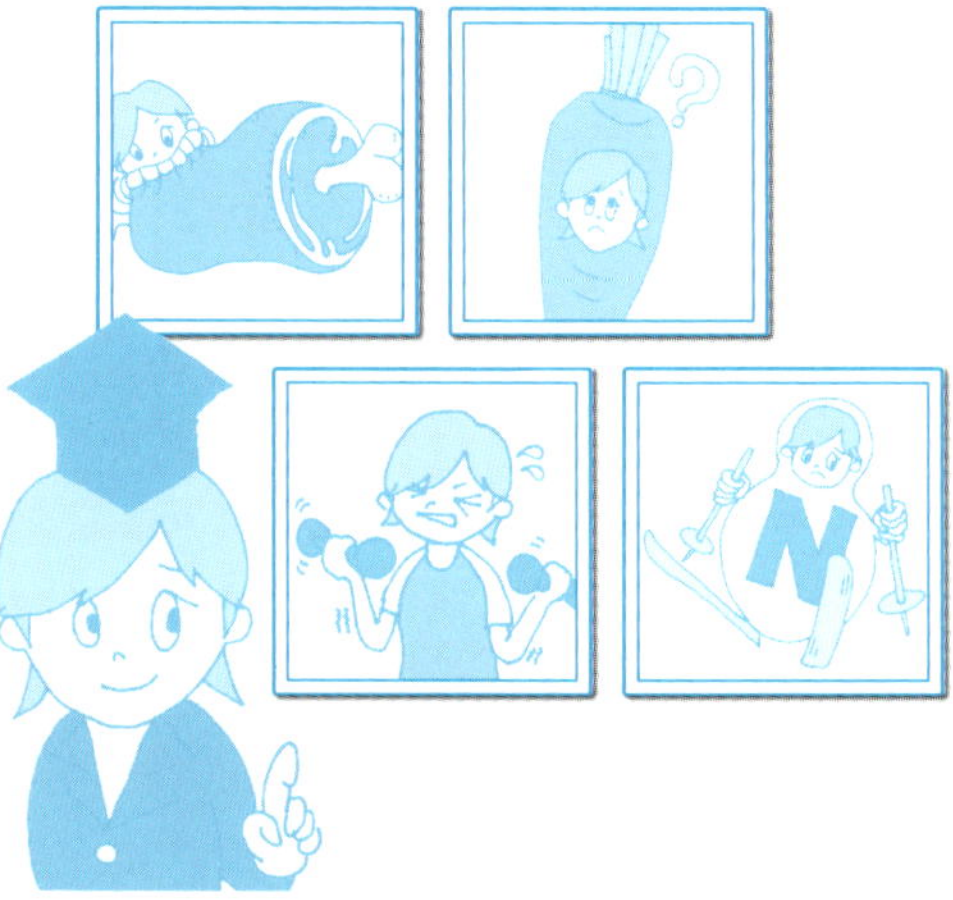

ダイエット編（痩せれば若返る）

身体への吸収を抑えてくれるのです。このように【イメージ】する事がとても大切です。

試しに一度、同じお店で同じメニューで食べる順番を変えてみて下さい。身体に吸収される脂肪の違いが、実感できると思います。

格言
「とんかつは先に食べるな！」

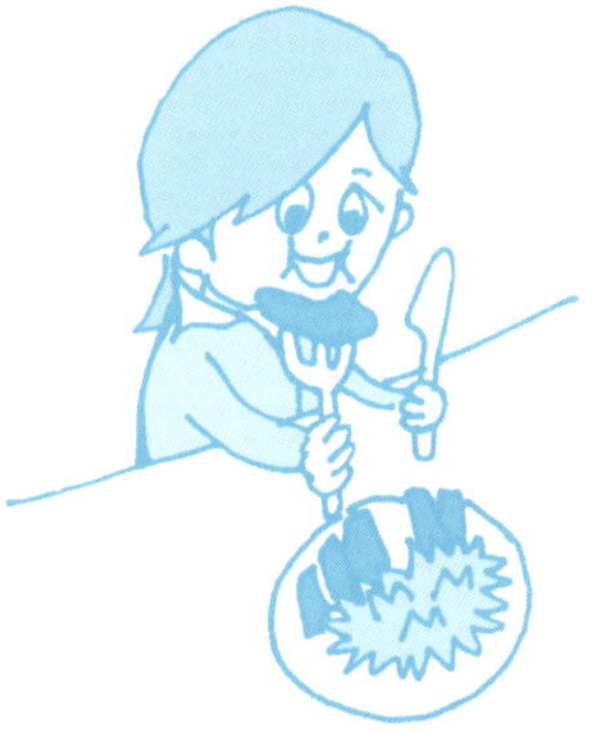

食べる順番で太っていた!?

あなたは、食事の時に食べる順番を気にしていますか?

実は、この食べる順番に太りにくくなるヒントが隠されているのです。

例えば、とんかつ屋に行った場合、必ず【キャベツ→味噌汁→とんかつ＋ご飯】という順番で食べて下さい。

太っていた頃の私は、真っ先にとんかつとご飯を口に入れていました。これでは、糖質と脂分を、おもいっきり身体に吸収させてしまいます。

イメージとしては…

キャベツから先に食べる事で、胃の中に膜を作ります。この膜が、とんかつとご飯を包んで、

キャベツがない時はどうするの!?

とんかつ定食であれば、キャベツが付いてきますが、かつ丼の場合、食べる順番はどうすれば良いのだろう。そもそも、手軽にキャベツの代わりになってくれるものはないだろうか？そんなこんなで、辿り着いたのがイージーファイバー（食物繊維食品）でした。私も、出かける際は、必ず持ち歩きます。

ちなみに、外でかつ丼等を食べる時は、水に溶かしたイージーファイバーを飲んでから、かつ丼を食べるようにしています。キャベツから先に食べた時と同じように、身体に吸収される脂肪分の違いが実感できると思います。

格言

「本当は肉しか食べたくない！」

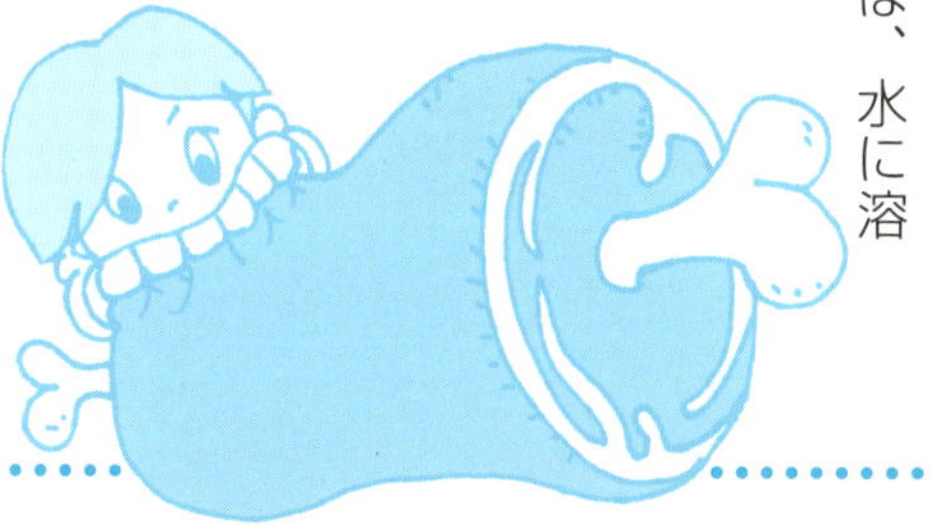

用語辞典

低血糖

低血糖とは血糖値が60㎎／㎗以下（または50㎎／㎗以下）になった状態

カロリー

カロリー（calorie、記号：cal）は、熱量の単位である。「カロリー」という言葉は、ラテン語で「熱」を意味するcalorに由来する。

お腹が空く時はどんな時？

① 胃の中が空っぽの時
② 目の前に好きなものが現れた時
③ ※**低血糖**時

このように、③の低血糖状態の時は、胃の中に食べ物が**【ある】【ない】**に関わらず、脳が勘違いをして、空腹感を感じるのです。つまり、低血糖状態を意識するだけで、空腹感が全然違ってくるのです。

例えば、パンは※**カロリー**が高い割にお腹持ちしませんよね。空腹時にいきなりパンを食べると、血糖値が急激に上がります。よって、一時は満腹感を感じます。しかし、急激に上がった血糖値は、脳が急激に下げようと働きます。この時に、今度は空腹感を感じるのです。

空腹感は、食べる順番を見直したり、イージーファイバーを摂ったり、急激に血糖値を上げないように心掛ける事で、変えてみて下さい。身体に吸収される脂肪の違いが、実感できると思います。

格言

「低血糖を意識せよ！」

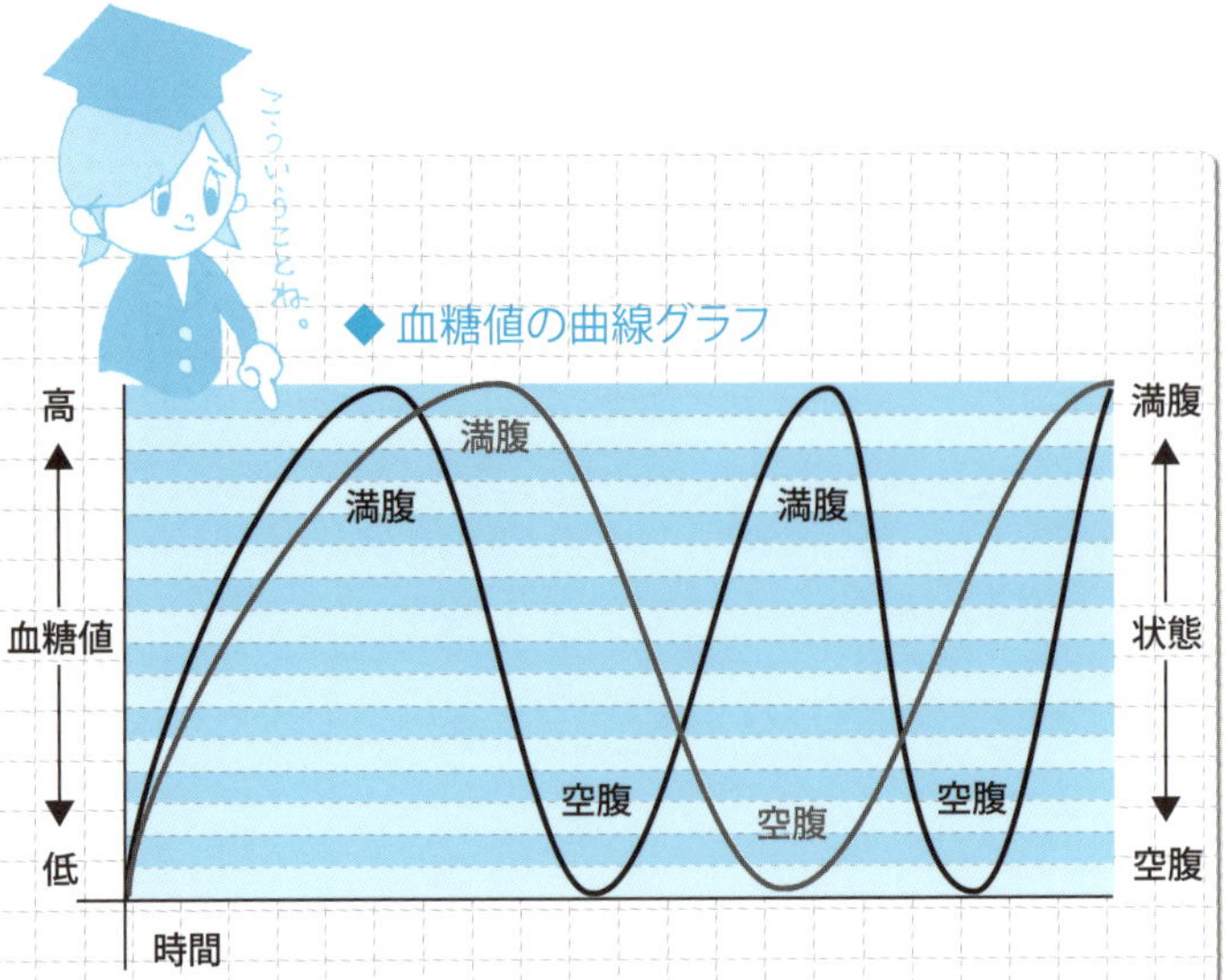

急激な血糖値の高騰を抑える事で、お腹が空く回数が少なくなる。
※あくまで NAKARAI の場合

約2週間単位で決めている？

人間は、自分の体重を【約2週間単位】で決めています。筋肉トレーニングする時に、「2週間続けないと筋肉はつきません」と言われた経験はありませんか。これも同じ事なのです。

この法則を利用し、カロリーコントロールを2週間単位で行えば、1日2日大食いしても太らないのです。

例えば、私の体重は、1週間で±3kg変動します。それは、週末は外食でコッテリした肉中心の食事をとり、平日は野菜中心の食事にしているからです。この方法だと、週末に好きなものを好きなだけ食べる事が出来るので、【ストレス】を感じずに、確実に体重を落とす事が出来ます。大切なのは、1週間単位で献立（カロリー）を考えるという事です。

※但し、同じカロリーでも野菜とお菓子では、当然身体に付く脂肪率は違います。あくまでも、カロリー計算は目安です。

格言

「週末はミスター食べたい放題！」

◆1週間のカロリー摂取表

曜日	月	火	水	木	金	土	日
1日摂取カロリー（kcal）	1,500	1,500	1,500	1,500	3,000	3,000	3,000
私の体重推移（kg）	59	58	57	57	58	59	60
平均摂取カロリー（kcal）	15,000Kcal ÷ 7日＝ 2,142（小数点以下切捨て）						

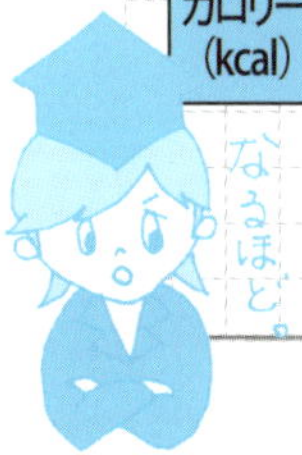

1日平均2,150kcalとなる様な献立を1週間単位で行いましょう。
すると、1週間の体重の推移が平均±3kg程度になります。
※あくまでNAKARAIの場合

身体にとって栄養とは?

私は、栄養満点のチョコレートだけ食べていれば、事足りると思っていました。これは大袈裟ですが、以前は、【カロリー＝栄養】と考えていたのです。

勿論、大間違いです。このように【カロリー＝栄養】と勘違いしていた人も多いのではないでしょうか。必要なカロリーさえ摂取していれば大丈夫だと。しかし、実際は栄養ではなくカロリーを取っていたのです。

実は、多くの現代人は、カロリー過多の栄養不足なのです。その理由は大きく2つあります。

ひとつは、私のように【カロリー＝栄養】と勘違いしている。もうひとつは、野菜の栄養価が昔に比べて大幅にダウンしているという事です。

そして、現代人が太りやすくなった原因のひとつに、栄養不足が考えられるのです。なんと、国が正式発表している野菜の栄養価（ミネラル・ビタミン類）の数値が、50年前と比べて大幅に減少しているのです。しかも、殆どの野菜が約90％もダウンしているのです。

つまり、50年前に食べていた野菜とは、見た目は同じでも中身が全然違うのです。今の野菜で、50年前と同じ位の栄養を摂取するには、当時の10倍の量を食べないと摂取出来ない事になります。

格言

「お前は本当に野菜なのか!?」

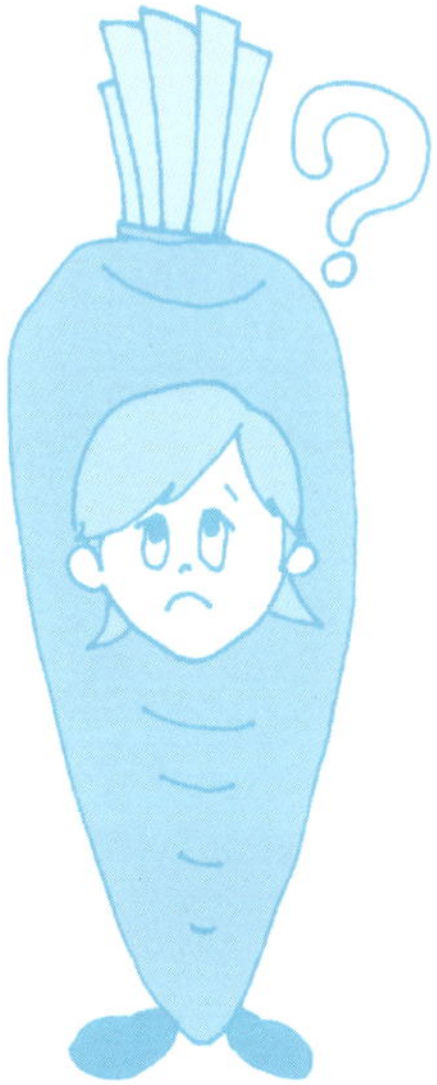

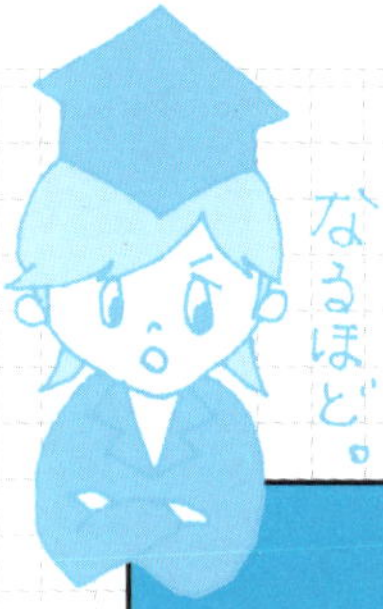

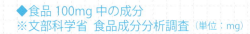

◆食品 100mg 中の成分
※文部科学省 食品成分分析調査（単位：mg）

	栄養素	昭和25年度	平成13年度	減少率
ほうれん草	ビタミンA	8000	700	**－91%**
	ビタミンC	150	35	**－77%**
	鉄　分	13	2	**－84%**
にんじん	ビタミンA	13500	1700	**－87%**
	ビタミンC	10	4	**－60%**
	鉄　分	2	0.2	**－90%**
トマト	ビタミンA	400	90	**－78%**
	ビタミンC	5	0.2	**－96%**
	鉄　分	52	26	**－50%**
みかん	ビタミンA	2000	14	**－99%**
	ビタミンC	29	16	**－44%**
	鉄　分	2	0.1	**－95%**
りんご	ビタミンA	10	0.0	**－100%**
	ビタミンC	5	4	**－20%**
	鉄　分	2	0.0	**－100%**
いわし	ビタミンA	125	41	**－67%**
	ビタミンC	10	1.3	**－87%**
	鉄　分	1050	290	**－72%**

痩せの大食いのメカニズムとは？

私が調べた結果、食べても太らない人、食べないのに太る人の決定的な違いは、排便回数にありました。成長期を過ぎると、身体には食べ物をたくさん与えなくてもいいのです。どちらかというと、粗食の方が身体には良く、腹七分目が良いと言われています。「そんな事はわかっているけど、それが出来ないから…」こんな声が聞こえてきそうですが…。

しかし、ある時、疑問に思ったのです。私より多く肉を食べている人が、私より痩せていたのです。何故?早速、その人の行動パターンを観察。そして、トイレに行く回数が多い事に気がつきました。

さらに、その他の人達の行動パターンを観察した結果、排便回数が重要なカギを握っている事を確信しました。つまり、食べる量そのものよりも、体内に蓄積される量が重要なのです。

◆ 同じ量を食べた二人の相対表

	太っている人	痩せている人
甲状腺の働き	悪い	良い
腸内にある絨毛	太い	細い
ビタミン・ミネラル	少ない	多い
トイレに行く回数	少ない	多い

◆ 太っている人と痩せている人の減量相対表

	太っている人	痩せている人
排便周期	3日に1回	1日に3回
1ヵ月の排便回数	10回	90回
1回の排便による減量	0.3kg	0.3kg
1ヵ月の排便による減量	3kg	27kg
太っている人と痩せている人との減量差	24kg	

※１回の排便量を 0.3kg と仮定　※NAKARAIの場合

格言

「食べたらそれ以上に出せ！」

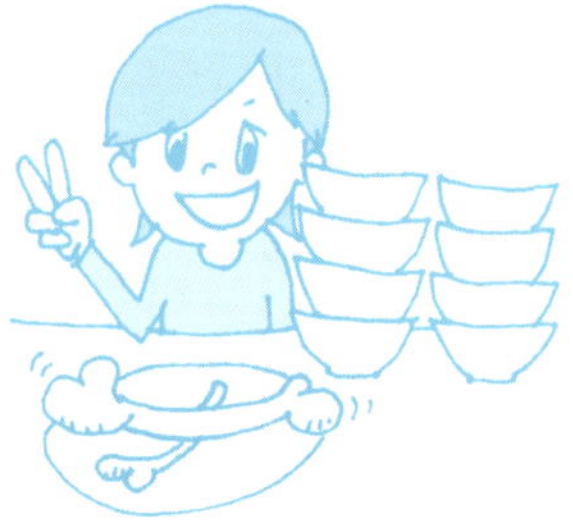

マグネシウムにはダイエット効果が!?

排便の重要性を解っていただけたと思いますが、便秘薬などの知識を知る事も重要です。便秘薬に広く使われている医療用医薬品【酸化マグネシウム】には、腸の中に水分を引き寄せて、腸の運動や排便を助ける効果があります。すなわち、※マグネシウム（Mg）金属が、便秘解消に一役かってくれるというのです。

私は、薬局で【酸化マグネシウム】を購入し、そのまま飲んだ事があります。しかし、とてもそのままでは飲めるものではありません。では、何か身の回りにある他のもので、【マグネシウム】を摂取出来るものはないだろうか。海外の水を飲んでお腹がゆるくなった話をよく耳にしませんか。海外の水は、マグネシウム濃度が高いからなのです。マグネシウムには便秘解消効果があるのです。

格言

「お前は便秘薬か!?」

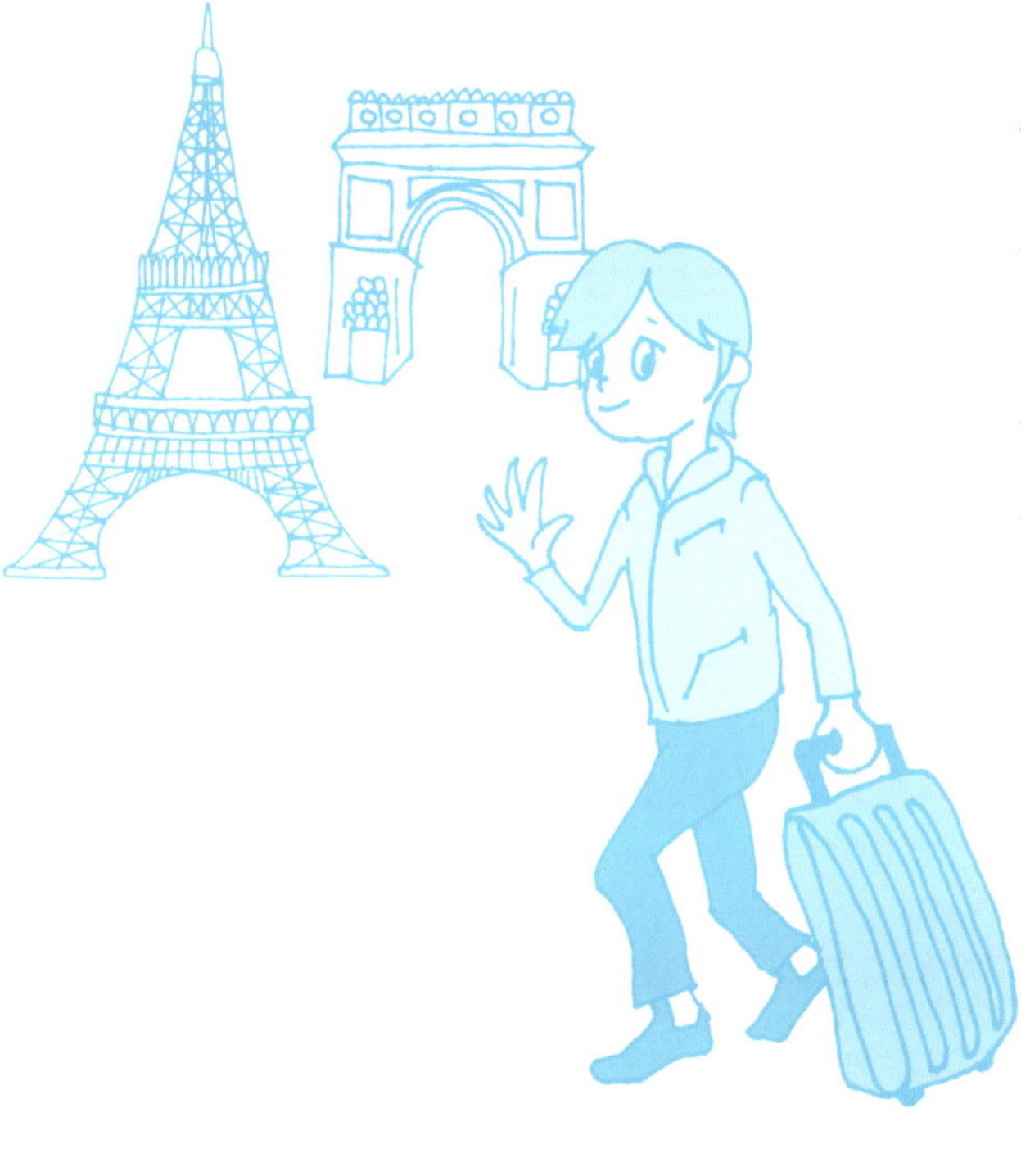

食べないのに痩せない!?

無理な食事制限をしたダイエット、いわゆる【食べないダイエット】をした人の中には、食べないのに痩せない辛い経験をした方もいると思います。どうして、食べないのに痩せないの？一体どうしたらよいの？私もそう悩んだ一人でした。

そしてある時、気が付いたのです。【痩せる為】にも、ビタミンやミネラルが必要だという事が。つまり、皮下脂肪を【燃やす】為の材料が必要だったのです。

糖質を燃やす為には…

【ビタミンB_1】

脂質を燃やす為には…

【ビタミンB_2】

たんぱく質を燃やす為には…

【ビタミンB_6】

皮下脂肪とダイエット中にとる食事を焚き木と例えるならば、【ビタミン・ミネラル類】がマッチになるのです。焚き木（皮下脂肪）を燃やしたくても、マッチ（ビタミン・ミネラル類）がなくては火が点きません。つまり、体内に蓄えられた皮下脂肪を【燃やす】には、その為の材料が必要であり、その材料こそが【ビタミン・ミネラル類】だったのです。

格言

「脂肪はビタミンで燃やせ！」

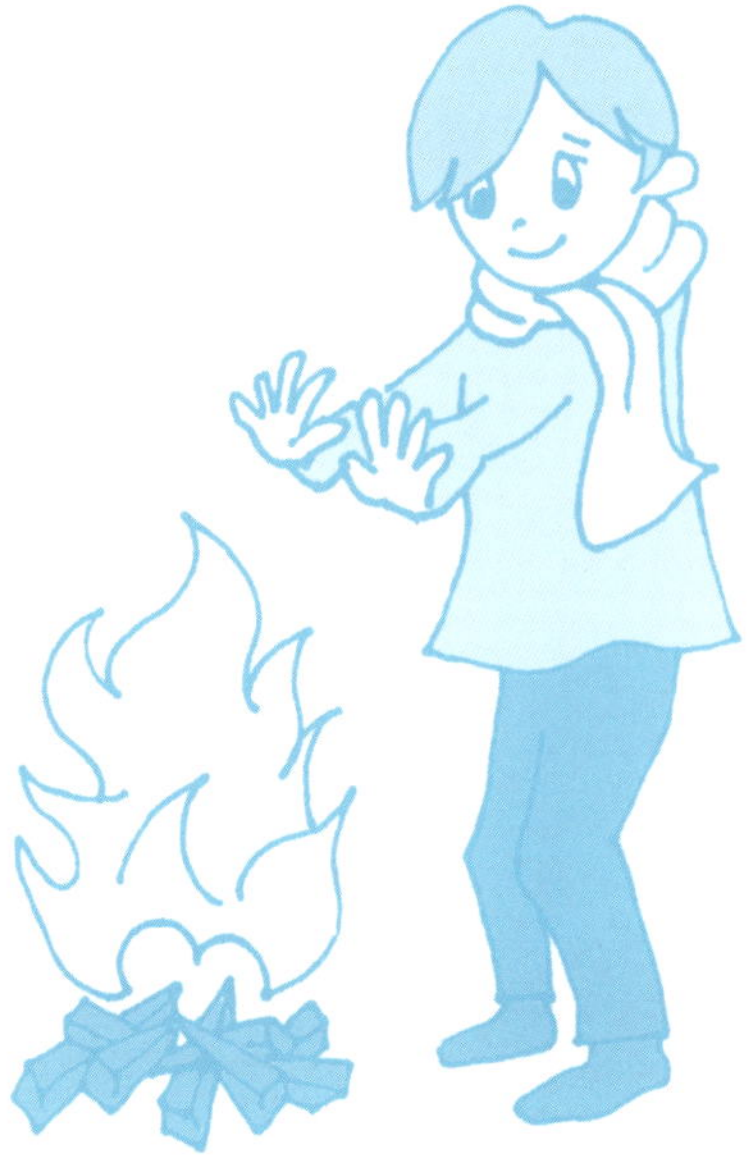

運動は控えめに？

私は、大の運動嫌いです。学生の頃は、体育の授業がとにかく嫌で、体操着を忘れた事が多々ありました…。

でも、今思えばそれもよかったです。（本当はいけませんが…。）何故なら、長生きをするには、運動は【そこそこ】で良いみたいですから。

【激しく運動をすればする程、活性酸素の影響を受ける】と言うのが、最近の医学の定説となっています。【酸素消費量と寿命】の関係については、同じ動物を使った多くの実験で確認されています。主な例としては、大小2つの飼育箱に、同じ種類の動物を、同じ数だけ別々に飼育し、寿命の違いを調べる実験を行ったところ、小さい飼育箱のグループの方が長生きをするという結果が確認されたのです。

格言

「狭い部屋でじっと生きろ!?」

用語辞典

マグネシウム

マグネシウムは原子番号12の金属元素。元素記号はMg。周期表第2族元素の一種で、ヒトを含む動物や植物の代表的なミネラル（必須元素）であり、とりわけ植物の光合成に必要なクロロフィルにおいて、配位結合の中心となる不可欠な存在。

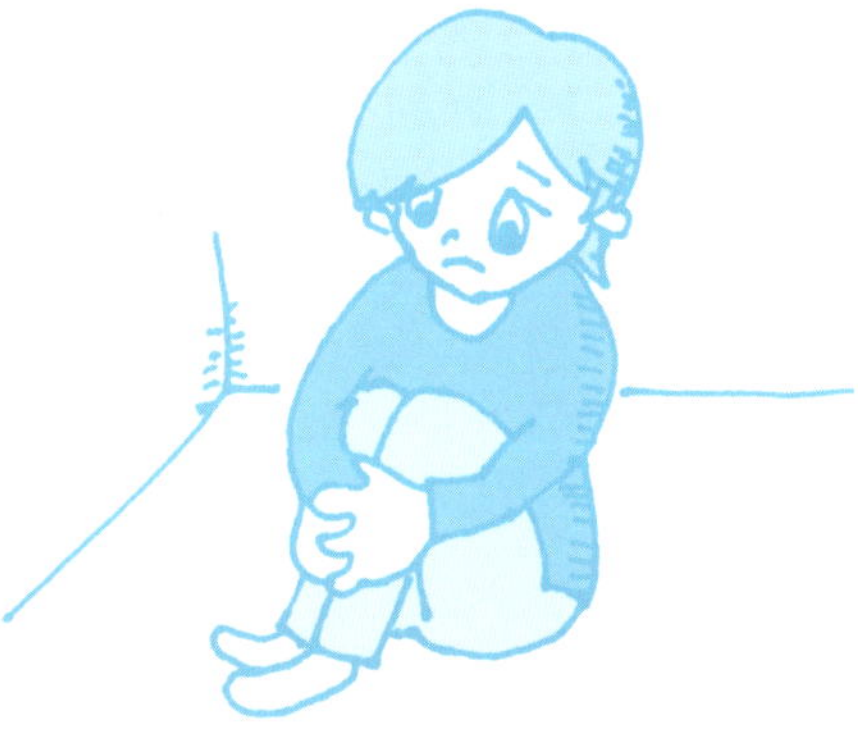

運動とは？

運動とは、大きく分けて【有酸素運動】と【無酸素運動】があります。

有酸素運動とは、呼吸によって、細胞に必要な酸素を補給しながら行うもので、エネルギー源である脂肪を、ゆっくり燃やして消費していく運動です。主に【ウォーキング】や【スイミング】等がそうです。

無酸素運動とは、文字通り、グッと息を止めて瞬時に全力を出し切るといった、酸素を取り入れずに行う運動です。筋肉中の※**グリコーゲン**がエネルギーの材料として使われる為、筋肉・筋力アップの効果が望めます。主に【短距離走】や【ウェイトトレーニング】等がそうです。

最近では、体脂肪燃焼効果や肥満の予防・改善に有効的な【有酸素運動】ばかりがとりざたされていますが（無論、ダイエット効果は高いです）、ある程度の無酸素運動も必要です。

健康に最適とされるウォーキングを毎日続けていても、意外な事に、足の筋肉を強化する効果は殆どありません。【筋肉】というものは、一定以上の負荷をかけた運動をしなければ、鍛えられないのです。では、何故、ダイエットに筋肉を鍛える必要があるのでしょうか。それは、筋肉量を増やし、基礎代謝を高める事によって、より効果的なエネルギーの消費が出来るからです。

格言

「筋力アップで代謝を高めろ！」

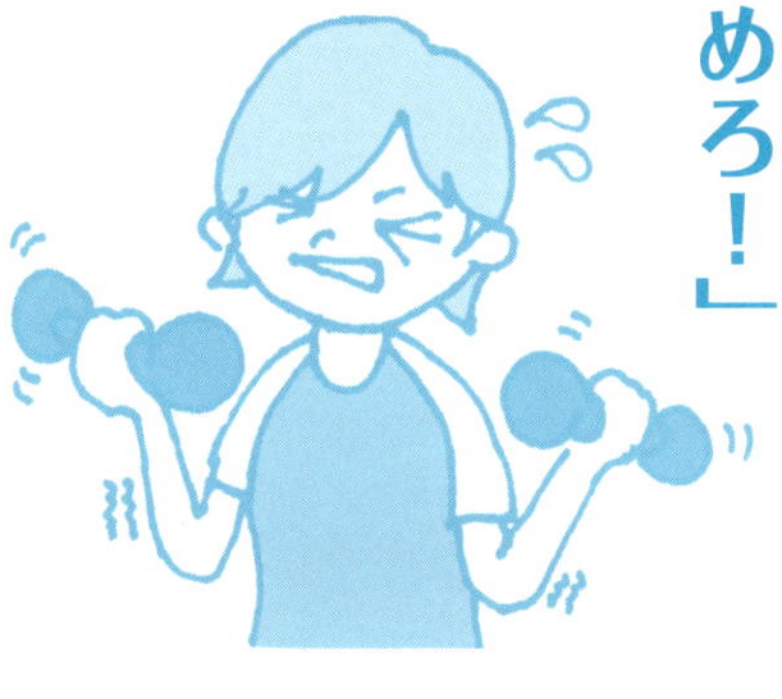

健康の為に良い運動とは？

ずばり、【水泳】が一番ではないでしょうか。水中運動の効果は、大きく分けて4つあります。

①**水圧**

水に浸かると、水圧によって横隔膜が引き上げられ、自然と腹式呼吸になる為、呼吸機能が向上します。これにより、血行が良くなりむくみの軽減が期待できます。

②**水温**

水の温度は体温より低いので、水中にいるだけで身体は体温を保とうとします。これにより、より多くのエネルギーを消費し、代謝が活発になるのです。

③**抵抗**

水は空気に比べて約750倍の密度がある為、自然と身体に負荷がかかります。これにより、全身の筋肉がバランスよく鍛えられるのです。

④**浮力**

水中では、浮力によって身体が軽くなる為、腰痛や膝痛持ちの人、太り気味の人でも　身体を楽に動かせます。ちなみに、陸上と比べると、約5分の1の負担で済むのです。このように、水泳は、身体への負担が少なく、非常に効率よく運動が出来るのです。

しかし、私はあまり泳げません…。水泳が健康に良い事は分かっているのですが…。これが【現実】です。

そんな訳で、私がとった運動方法とは…。

格言

「とにかく遊べ！」

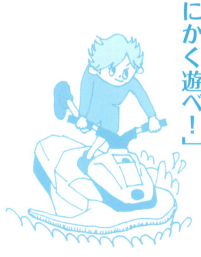

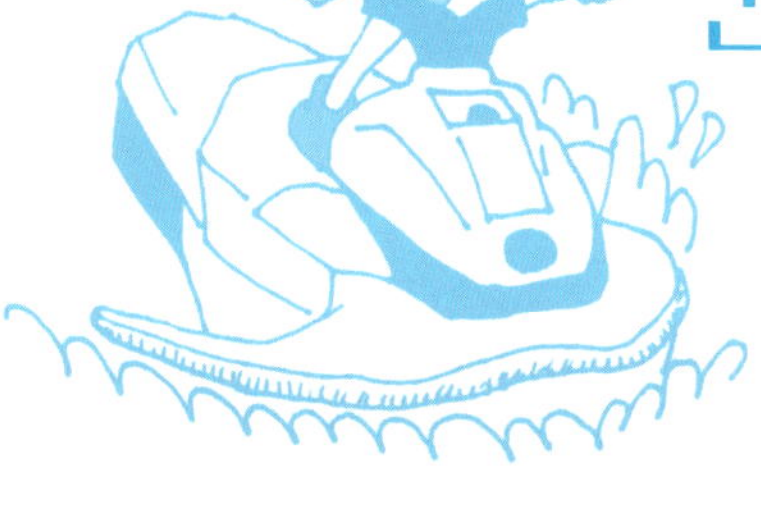

身体が温まるくらい泳がないとダメ?

これまで、水泳の良いところばかりをお話ししてきましたが、実は【デメリット】もあるのです。それは、中途半端に行うと、かえって体温を下げてしまい、身体を冷やしてしまう事があるのです。ちなみに、私は10m位しか泳げないので、身体が冷えてしまいます。冷えは万病の元凶、絶対にダメです。私が調べたところ、癌にかかった人の体温は、ほとんどの人が低体温状態だったのです。

では、何故、低体温だと病気になりやすいのでしょうか。それは、体温が1度下がると、酵素の働きは50%近くも低下すると言われています。低体温が免疫力の低下につながり、感染症などのいろんな病気にかかりやすくなるリスクが高まります。ですから、私は低体温を改善する為に、【紅茶しょうが】を飲むようにしています。

格言

「体温を上げろ!」

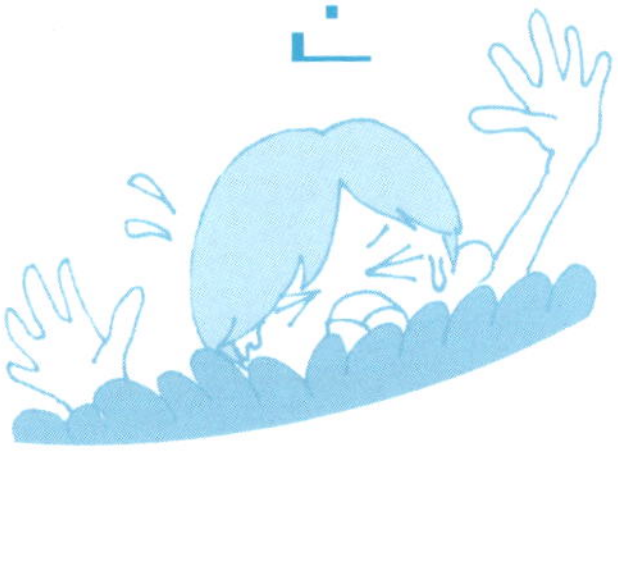

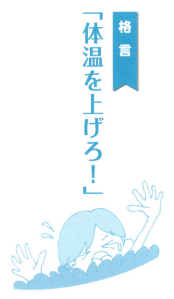

運動する時の注意

どうですか。運動する気になりましたか?但し、気を付けなくてはいけない事があります。それは、運動の前後30分は、絶対に【食事】をしないで下さい。この間は、身体への脂肪吸収率がアップすると言われています。また、運動をすると食欲が増すので、普段より多く食べてしまいます。折角、運動によってカロリーを消費出来たのに、お腹が空いているからと言って、食べ過ぎてしまっては本末転倒です。私なんかもその【典型的】な人間でした。スキーに行った時、たいして運動していないのに、お腹が空いて食べてしまうのです。これでは、『適度な運動、過剰な食事』ですよね。ですから、運動の前後30分は我慢して下さいね。

格言
「運動太りに気を付けろ！」

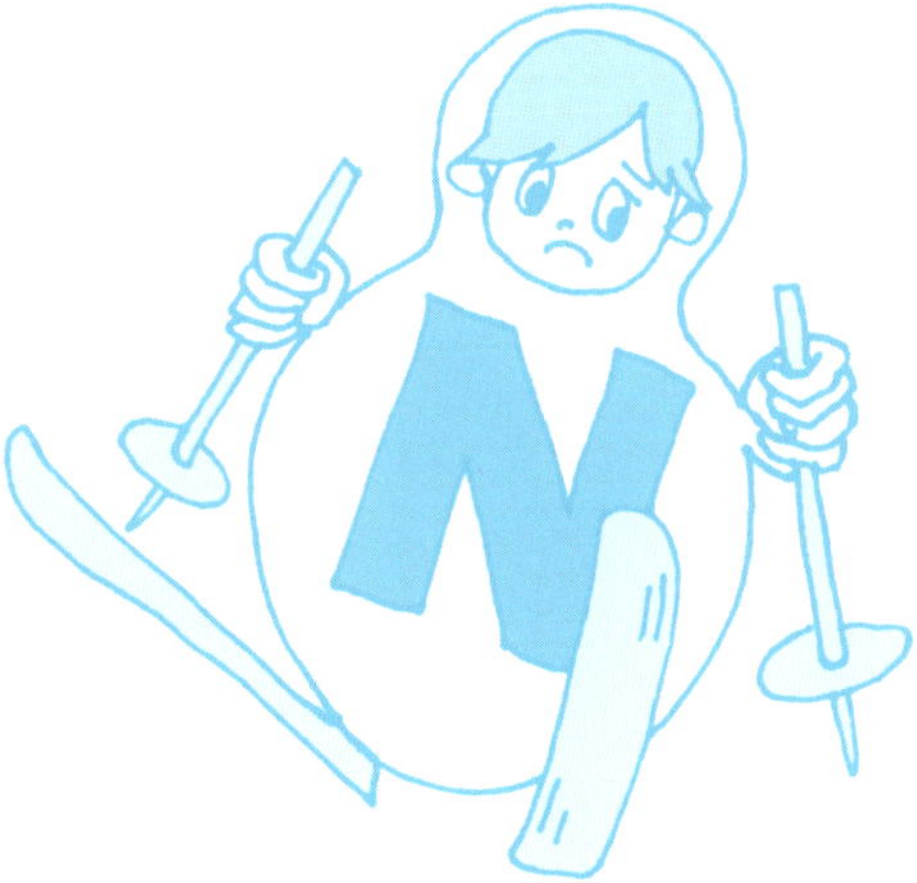

用語辞典
グリコーゲン
グリコーゲンとは、多数のα‐D‐グルコース（ブドウ糖）分子がグリコシド結合によって重合し、枝分かれの非常に多い構造になった高分子。

ポイント
その他
NAKARAIの食事は偏食、肉しか食べない!?

デブを維持しようとする？

太っている人は【太ったまま】。痩せている人は【痩せたまま】。人間の身体は、面白い事に、現状を維持しようとするのです。太っていたら、痩せようとしてくれればよいのですが、【太っている】を維持したがるのです。だから、ダイエットは大変なのですね。

しかし、3回ダイエットに失敗した私でも、今回は見事に成功したのです。勿論、リバウンドもしていません。

つまり、【痩せ】を維持しようとする力が強くなったのです。

「次はあなたの番です。頑張りましょう！」

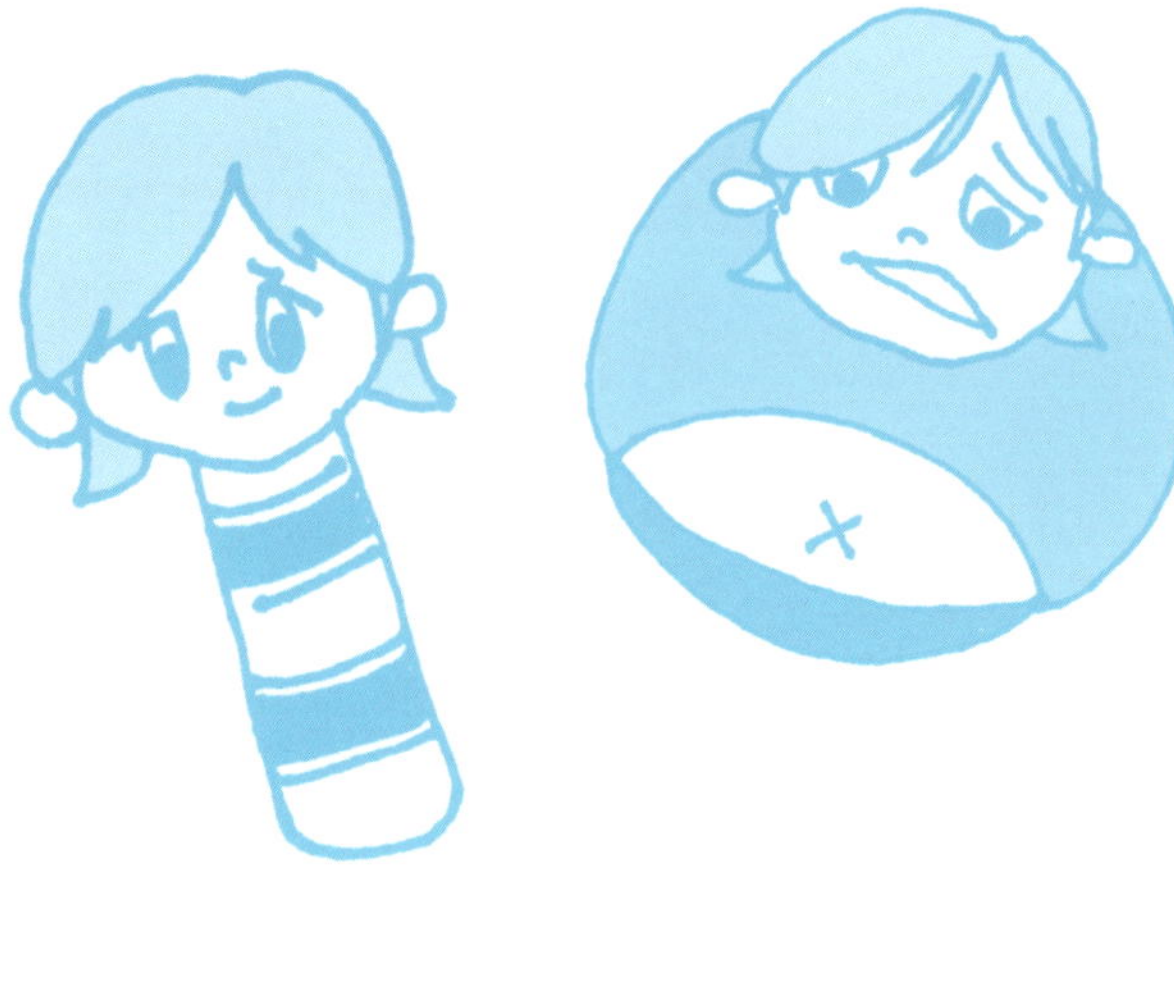

元素周期表

凡例：金属／強磁性元素／超電導元素／非金属／半金属・半導体

原子番号 Atomic Number —— 1 H —— 元素記号
Hydrogen —— 英名
水素 —— 日本名

金属 Metals ／ 半金属・半導体 Semi-metals & Ssemi-Conductor ／ 非金属 Non Metals

Ia	IIa	IIIa	IVa	Va	VIa	VIIa	VIII			Ib	IIb	IIIb	IVb	Vb	VIb	VIIb	
																	2 He Helium ヘリウム
3 Li Lithium リチウム	4 Be Beryllium ベリリウム											5 B Boron ホウ素	6 C Carbon 炭素	7 N Nitrogen 窒素	8 O Oxygen 酸素	9 F Fluorine フッ素	10 Ne Neon ネオン
11 Na Sodium ナトリウム	12 Mg Magnesium マグネシウム											13 Al Aluminium アルミニウム	14 Si Silicon ケイ素	15 P Phosphorus リン	16 S Sulfur 硫黄	17 Cl Chlorine 塩素	18 Ar Argon アルゴン
19 K Potassium カリウム	20 Ca Calcium カルシウム	21 Sc Scandium スカンジウム	22 Ti Titanium チタン	23 V Vanadium バナジウム	24 Cr Chromium クロム	25 Mn Manganese マンガン	26 Fe Iron 鉄	27 Co Cobalt コバルト	28 Ni Nickel ニッケル	29 Cu Copper 銅	30 Zn Zinc 亜鉛	31 Ga Gallium ガリウム	32 Ge Germanium ゲルマニウム	33 As Arsenic ヒ素	34 Se Selenium セレン	35 Br Bromine 臭素	36 Kr Krypton クリプトン
37 Rb Rubidium ルビジウム	38 Sr Strontium ストロンチウム	39 Y Yttorium イットリウム	40 Zr Zirconium ジルコニウム	41 Nb Niobium ニオブ	42 Mo Molybdenum モリブデン	43 Tc Molybdenum テクネチウム	44 Ru Ruthenium ルテニウム	45 Rh Rhodium ロジウム	46 Pd Palladium パラジウム	47 Ag Silver 銀	48 Cd Cadmium カドミウム	49 In Indium インジウム	50 Sn Tin スズ	51 Sb Antimony アンチモン	52 Te Tellurium テルル	53 I Iodine ヨウ素	54 Xe Xenon キセノン
55 Cs Caesium セシウム	56 Ba Barium バリウム	57~71 Lanthanum ランタン 89 Actinium アクチニウム	72 Hf Hafnium ハフニウム	73 Ta Tantalum タンタル	74 W Tungsten タングステン	75 Re Rhenium レニウム	76 Os Osmium オスミウム	77 Ir Iridium イリジウム	78 Pt Platinum 白金	79 Au Gold 金	80 Hg Mercury 水銀	81 Tl Thallium タリウム	82 Pb Lead 鉛	83 Bi Bismuth ビスマス	84 Po Polonium ポロニウム	85 At Astatine アスタチン	86 Rn Radon ラドン
87 Fr Francium フランシウム	88 Ra Radium ラジウム	89 Ac Actinium アクチニウム	90 Th Thorium トリウム	91 Pa Protactinium プロトアクチニウム	92 U Uranium ウラン	93 Np Neptunium ネプツニウム	94 Pu Plutonium プルトニウム	95 Am Americium アメリシウム	96 Cm Curium キュリウム	97 Bk Berkelium バークリウム	98 Cf Californium カリホルニウム	99 Es Einsteinium アインスタニウム	100 Fm Fermium フェルミウム	101 Md Mendelevium メンデレビウム	102 No Nobelium ノーベリウム	103 Lr Lawrencium ローレンシウム	104~109
57~71 ランタン系（希土類）		57 La Lanthanum ランタン	58 Ce Cerium セリウム	59 Pr Praseodymium プラセオジム	60 Nd Neodymium ネオジム	61 Pm Praseodymium プロメチウム	62 Sm Samarium サマリウム	63 Eu Europium ユウロピウム	64 Gd Gadolinium ガドリニウム	65 Tb Terbium テルビウム	66 Dy Dysprosium ジスプロシウム	67 Ho Holmium ホルミウム	68 Er Erbium エルビウム	69 Tm Thulium ツリウム	70 Yb Ytterbium イッテルビウム	71 Lu Lutetium ルテチウム	

人間の構成元素

	Cu	Pb	Br	Sr	Rb	Zn	F	Fe	Si	Mg	Cl	Na	K	S	P	Ca	N	H	C	O
その他超微量元素	銅	鉛	臭素	ストロンチウム	ルビジウム	亜鉛	フッ素	鉄	ケイ素	マグネシウム	塩素	ナトリウム	カリウム	硫黄	リン	カルシウム	窒素	水素	炭素	酸素
0.0002%	0.0001%	0.0002%	0.0003%	0.0005%	0.001%	0.003%	0.004%	0.006%	0.03%	0.03%	0.14%	0.14%	0.20%	0.20%	1.11%	1.43%	2.57%	9.99%	22.80%	61.30%

その他超微量元素〜Ca：3.2953%
N〜O：96.66%

毛髪ミネラル検査の結果、身体のサビを取ったおかげで体内有害金属が激減!!

検査番号	A0000062961		
検査受付日	2009 年 10 月 16 日		
報告日	2009 年 10 月 26 日		
お名前	半井 雅輝 様		
性別	男	年齢	37 歳

毛髪ミネラル検査表
Hair Elements Analysis Report

有害ミネラル 人体に悪い影響を及ぼすとされているミネラルです。より低いレベルが望ましく、高い数値を示した場合には、対処が必要です。

元素名	基準範囲(ppb)	測定値(ppb)	前回値(ppb)	前々回値(ppb)	低レベル	中レベル	高レベル
ⓐ Cd カドミウム	2.20 ～ 22.0	22.6	30.4				
ⓑ Hg 水銀	2,183 ～ 8,946	5,963	10,850				
ⓒ Pb 鉛	155 ～ 1,218	1,050	1,767				
ⓓ As 砒素	29.0 ～ 89.0	8.66	31.3				
ⓔ Be ベリリウム	0.10 ～ 0.74	0.18	0.01以下				
ⓕ Al アルミニウム	1,774 ～ 7,964	4,398	8,649				

必須ミネラル 人間の生命活動に不可欠とされているミネラルです。

元素名	基準範囲(ppb)	測定値(ppb)	前回値(ppb)	前々回値(ppb)	基準より低い	基準範囲	基準より高い
① Na ナトリウム	7,772 ～ 50,598	9,796	9,338				
② K カリウム	6,768 ～ 40,440	3,368	9,178				
③ Mg マグネシウム	19,476 ～ 80,186	292,200	101,700				
④ Ca カルシウム	206,983 ～ 718,640	1,312,000	860,400				
⑤ P リン	105,065 ～ 156,945	92,460	132,500				
⑥ Se セレン	531 ～ 866	936	790				
⑦ I ヨウ素	94.0 ～ 939	589	641				
⑧ Cr クロム	22.0 ～ 133	3,796	355				
⑨ Mo モリブデン	17.0 ～ 45.0	68.3	34.2				
⑩ Mn マンガン	52.0 ～ 222	905	307				
⑪ Fe 鉄	4,963 ～ 8,271	6,912	5,827				
⑫ Cu 銅	10,383 ～ 36,989	25,560	43,620				
⑬ Zn 亜鉛	105,528 ～ 157,625	225,500	173,900				

参考ミネラル 生命活動に関わるとされているミネラルです。

元素名	基準範囲(ppb)	測定値(ppb)	前回値(ppb)	前々回値(ppb)	基準より低い	基準範囲	基準より高い
⑭ V バナジウム	4.10 ～ 37.0	82.4	140				
⑮ Co コバルト	2.00 ～ 13.0	80.7	18.5				
⑯ Ni ニッケル	58.0 ～ 424	6,671	6,124				
⑰ Ge ゲルマニウム	46.0 ～ 132	73.7	47.0				
⑱ Li リチウム	0.32 ～ 8.40	0.69	0.01以下				
⑲ B ホウ素	169 ～ 853	734	618				
⑳ Br 臭素	1,261 ～ 9,196	17,420	5,836				

●毛髪中のミネラルの分析結果であり、医学的な診断結果ではありません。

結果表の読み方
基準範囲：当社で測定した多数のお客様の毛髪検査結果を基に、解析・設定した毛髪ミネラル値の平均的な範囲です。(2009年10月改訂)
測定値　：毛髪検査によって得られた、"あなたの"ミネラルの数値です。
ppb　　：毛髪1g中に0.000001 mg(10億分の1)のミネラル量を含む。1000 ppb = 1 ppm
棒グラフ　：■ 今回の測定値　▨ 前回値　□ 前々回値

つまり! 金属の働きを理解する事で、体質髪質改善が可能!!

必須金属を理解する

I ヨード

甲状腺内にありホルモンの成分。正常な成長促進。余分な脂肪を燃焼させ新陳代謝を活発にする。多くのエネルギーを与え精神を敏活化。体温、脈拍の調整。毛髪、爪、皮膚、歯の健康を促進。美肌。…つまりダイエットにもフサフサ髪の毛にも美肌にも一役かってくれるという事だ！

多く含まれる食品
海藻、ハマグリ、魚介類、牛レバー、パイナップル、鶏卵、乳製品、レタス、ほうれん草、たまねぎ

Zn 亜鉛

傷の治りを早める。前立腺の障害除去、成長を促進し精神の鋭敏さを増進。コレステロールの沈着減少。精神異常やアルコール中毒治療補助。血液状態の安定と酸・アルカリのバランス維持。生殖機能の発達。たんぱく質の合成…つまり髪の毛フサフサ効果があるという事だ！

多く含まれる食品
しょうが、ステーキ、ライ麦、レバー、ナッツ類、そば、かぶ、豆類

Cu 銅

鉄と組んで血液中の赤血球を造る。鉄の吸収力を良くし、エネルギー維持、甲状腺ホルモンの生産、血清コレステロール減少に関与。ビタミンC利用に不可欠。

多く含まれる食品
アーモンド、くるみ、植物油、にんじん、プルーン、ほとんどの魚介類、にんにく

Fe 鉄

生命維持に必要不可欠な身体組織への酸素供給を行う。疲労を防ぎ、病気に対する抵抗力を増進。赤血球と血中酸素を運搬。鉄欠乏性貧血を予防。各細胞中の鉄は酸素を活性化する。欠乏による症状…冷え症・疲労・肩こりなどがある。

多く含まれる食品
海藻、黒砂糖、のり、貝類、ナッツ類

Cr クロム

たんぱく質の運搬を助け、必要な場所へ移動させる。成長を助ける。高血圧を予防し、高くなってしまった血圧を下げる。ブドウ糖耐性因子となって、インシュリンの働きを良くし、糖尿病を防ぐ働きをする。…つまりダイエット効果があるという事だ！

多く含まれる食品
牛肉、レバー、リンゴ、鶏肉、とうもろこし、貝類

Ni ニッケル

遺伝子が働いて細胞を作る場合に必要。細胞膜の構造や、肝臓、心臓、生殖にも関係し、ビタミンB_1、12を活性化。ビタミンB_6と共に代謝に関与し酵素活性維持。

多く含まれる食品
大豆などの豆類、きな粉、そば、大麦、とうもろこし、パセリ、小麦、ほうれん草

Ca カルシウム

丈夫な骨と歯を維持。心臓の規則的な鼓動を保持。不眠症を緩和。体内の鉄の代謝を補助。神経系、特にインパルスの伝達を補助。過敏症・ストレス緩和等神経細胞を守る働き。排卵機能を高め生理痛緩和、血液凝固必要因子。体内の酸・アルカリの平衡に関与。

多く含まれる食品
ゴマ、海藻、チーズ、のり、アーモンド、貝類、緑色野菜、豆類、大豆製品

Mg マグネシウム

鬱病と戦う助け。循環器系の健康を促進、心臓発作を予防。歯をより健康に保つ。カルシウムとの組み合わせで自然の精神安定剤。コレステロール沈着を防ぎ糖尿病やアル中を予防。細胞内の浸透圧や体内の酸・アルカリのバランスを保持。慢性疲労症候群の改善。抗ストレス。

多く含まれる食品
海藻、麦、黒砂糖、ナッツ類、玄米、にんにく、穀類、豆類、ほしぶどう、じゃが芋、濃緑野菜、バナナ

Na ナトリウム

細胞外の機能を高め電解質のバランスを整える。体液量を調整し神経の伝達をスムーズにする。暑さによる極度の疲労や日射病を予防。神経と筋肉を正常化。細胞の物質交代に働く。筋肉・神経の興奮性を高める。

多く含まれる食品
食塩、漬物、塩辛、味噌、せんべい、オリーブ、海藻、甲殻類、にんじん、化学調味料、インスタント食品

Se セレニウム

ビタミンEの機能を助け組織の皮膜保護、筋肉を強化する。組織の若々しい柔軟性を保持。ふけの予防、抗がん作用。心筋梗塞、高血圧の予防に効力を発揮。有害金属による細胞破壊を防止。

多く含まれる食品
バター、ワカサギ、酢、貝類、大麦、海老、牛乳、玄米、レバー、にんにく

有害金属を解毒しろ!!

有害金属を理解する

As
ヒ素

あのカレー事件で使われた。有機ヒ素よりも無機ヒ素の方が、毒性が強いと言われている。無機ヒ素化合物は、皮膚や肺に対し発がん性が報告されている。〈ナポレオンの死後毛髪から、普通の人の10倍近い濃度のヒ素が検出されている。毒殺された可能性が高い?〉

汚染源
残留農薬・井戸水等

Hg
水銀

大事件、水俣病の原因となった金属。歯の詰め物にも使われている水銀アマルガムは、アトピーや自閉症の原因と疑われている。アレルギー性皮膚炎の重症患者を対象にした調査では、歯から水銀アマルガムを取り除き、他の詰め物に変えたところ、なんと70%もの患者の皮膚炎が改善し、そのうち60%近くの患者が完全に治癒したという結果もでている。歯の中に水銀アマルガムがある人は、そうでない人に比べ、体内水銀濃度が4倍~8倍高かったという。
又、水銀加工物は医薬品の分野で広く用いられている。マーキュロクロム(通称、赤チン)、アナログ体温計等に使用されており、現在では水銀の毒性が強い事が明らかになるにつれ、ほとんど使用がなくなりつつある。また、日本人はよく魚を食べるため、体内水銀量が多い事がわかっている。

汚染源
歯の詰め物(水銀アマルガム)・大型の魚介類・マーキュロクロム(赤チン)等

Al
アルミニウム

アルミニウムが体内に多いと、アルツハイマー症などの精神障害を招く危険性がある事が解ってきている。ちなみに、非行少年と一般的な普通の少年との体内アルミニウム量を比べた結果、非行少年の方が多いことも解っている。このように、アルミニウムは脳に大きな影響を与える。

ではどのように?
口から取り入れたアルミニウムの1%は、脳まで運ばれている事が明らかになってきた。酸素呼吸が盛んな脳では大量の鉄を必要とする。アルミニウムイオンは鉄イオンとよく似た性質をもっており、鉄になりすまして脳細胞まではいりこむといわれている。

汚染源
酸性雨の影響が大きいといわれている。酸性雨は工場や発電所、自動車などから排出される硫黄、窒素化合物などが大気中で雨水に溶け込んだpH5.6以下の強い酸性を示す雨の事。土壌中のアルミニウムが酸性雨でイオン化して水に溶けだし、それが河川に流れ込んで飲料水へ…という事。

Pb 鉛

古代ローマ帝国が滅びたのは鉛の影響では?という専門家が多くいる。古代ローマ時代には、水道管や酒類の貯蔵容器などに鉛を使用していた。長い年月を経て、貴族達の体内に蓄積され(体内鉛等の有害金属は子孫に影響をおよぼす)、最終的には神経障害、不妊等によって滅びたのでは?といわれている。
また、現代人の身近な影響として挙げられるのは貧血で、鉛やカドミウムが体内に蓄積されると、貧血を起こす。理由は、鉛やカドミウムによって、鉄の吸収が邪魔されるためだ。鉄が小腸で吸収される時、鉛やカドミウムを運搬するのと同じたんぱく質によって鉄が運ばれている。つまり、鉛やカドミウムが多量に取り込まれると、それだけ鉄の吸収のための運搬ベースが減ってしまうのだ。鉄分が不足すると、ヘモグロビンの合成が抑えられたり赤血球が壊れやすくなったりするため、貧血状態になる。

汚染源
鉛水道管・排気ガス・塗料・殺虫剤等

Be ベリリウム

ベリリウムは、平成11年に改正された「大気汚染防止法」において、低濃度でも長期的曝露により、健康影響が生じる恐れのある有害大気汚染物質として指定された。ベリリウムは、DNAの複製阻害、肺がんをもたらす可能性があるといわれている。南九州・中国・中部地方が高い傾向にある。

汚染源
大気汚染・電子機器等

Cd カドミウム

大事件になったイタイイタイ病の原因となった金属。カドミウムが体内に吸収されると、まず肝臓に蓄積され、それから腎臓に溜まる。その結果、カルシウム代謝に異常が起こり、骨からカルシウムが失われて重症の骨軟化症に。骨が変形すると折れやすくなり、全身痛、衰弱、ついには生命を奪われる。また、骨粗しょう症の人には、カドミウムが多い事がわかっている。

汚染源
タバコの煙・アルカリ乾電池・自動車のタイヤ等

※ライフサイエンス研究所『にんげんはなにでできているの?』(ライフサイエンス研究所著)より加筆・修正

第2章

有害金属編

（解毒すれば、身体が若返る）

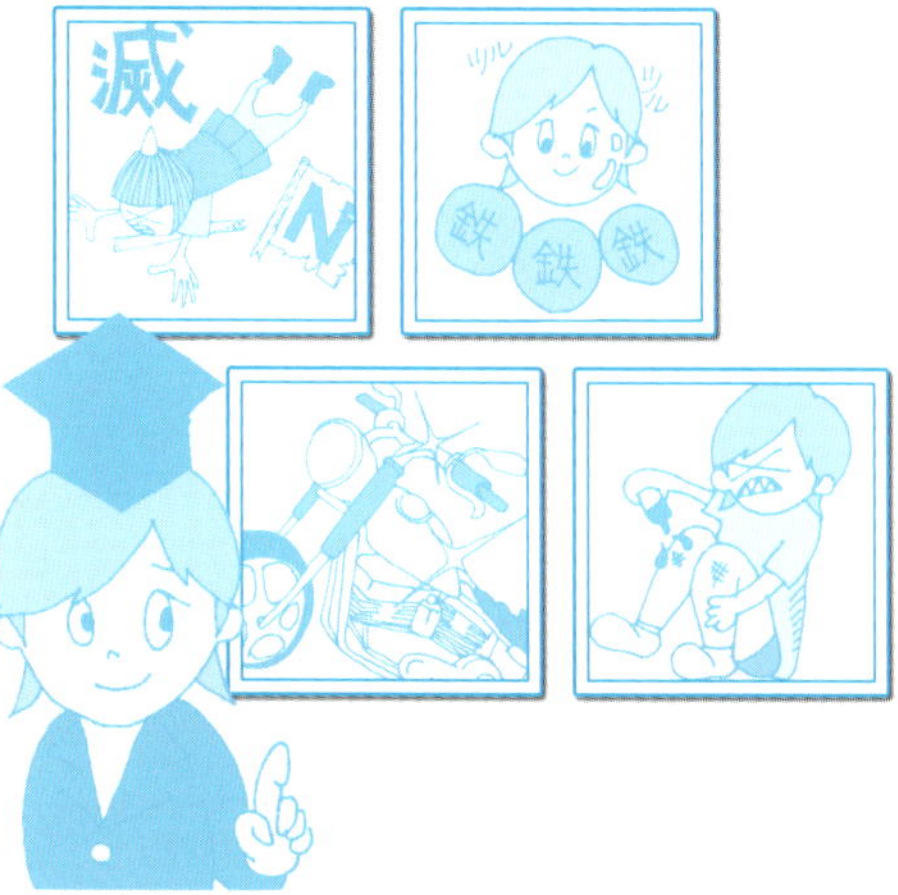

有害金属を解毒すれば、身体が若返る

ミネラルって何？

「ミネラル」とは、一体何の事でしょうか。人間の身体の96.7％は、酸素、炭素、水素、窒素の4元素で構成されており、残りの3.3％がカルシウム、リン、ナトリウム、鉄、亜鉛、銅などの元素となります。これら【金属元素】の事を、「ミネラル」と呼んでいます。

そして、このミネラル（金属元素）の働きを理解する事で、体質・髪質の改善が可能になるのです。また、ミネラルには、身体に害のある有害ミネラルと身体に必要な必須ミネラルの2種類あります。

有害ミネラルは、【ベリリウム（Be）】、【カドミウム（Cd）】、【水銀（Hg）】、【アルミニウム（Al）】、【鉛（Pb）】、【ヒ素（As）】などです。

- 何となく調子が悪い
- イライラする
- 骨粗しょう症気味
- 性格が凶暴化してきた
- やる気がない

血液検査や尿検査では異常がないのに、これらのような不調を抱えている人、いわゆる【※未病】の人は、有害ミネラルの影響を受けている可能性があります。

あなたは大丈夫ですか？

格言

「ミネラルと呼ぶな。金属と呼べ！」

非行少年はアルミの影響

有害金属のアルミニウムが、体内に入るとどうなるかご存知ですか?

身の回りに溢れているアルミ。しかし、そのアルミには、とんでもない凶暴な一面があるのです。

非行少年と、そうではない少年の体内アルミニウムの量を比べたところ、非行少年の方が、体内アルミニウムが多いとあきらかになったそうです。また、※**アルツハイマー症**などの、精神障害を招く危険性も高くなる事がわかっています。つまり、アルミニウムは、脳に対して大きな悪影響を与えるのです。

一体、どのようにして脳を破壊するのでしょうか。近年、口から取り入れたアルミニウムの1%程が、脳まで運ばれている事が明らかになってきました。酸素の消費量が激しい脳では、大量の鉄を必要としています、アルミニウムイオンは、鉄イオンとよく似た性質を持っているので、鉄になりすまして脳細胞まで入り込むと言われています。

では、何故、私たちの身体の中にアルミが入ってくるのでしょうか。

それは、【酸性雨】の影響が大きいと言われています。酸性雨と言うのは、工場や発電所、自動車などから排出される硫黄、窒素化合物などが大気中で雨水に溶け込み、pH5.6以下の強い酸性を示す雨の事です。その酸性雨が降り注ぐ事により、土壌にあったアルミニウムがイオン化して水に溶け、河川へと入り込みます。飲料水となり、私たちの知らない間に体内へ入り込むのです。

格言

「あなたの知らない間に…ゴクッ!」

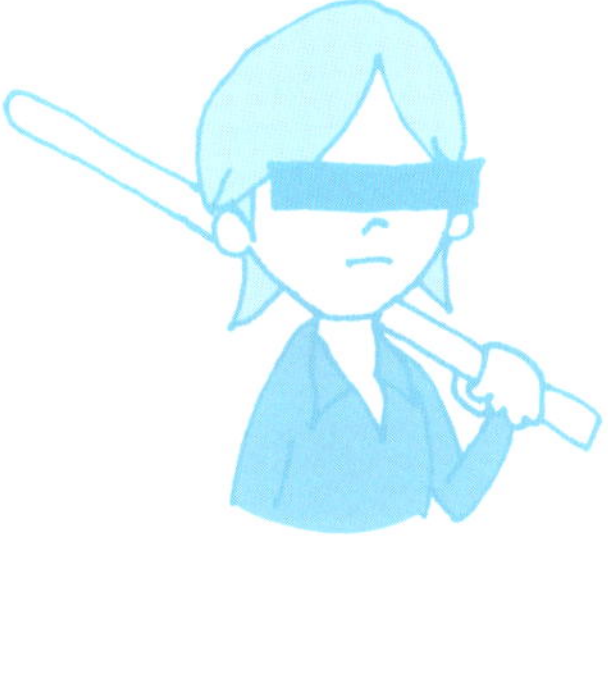

ローマ帝国が滅びたのも…？

一説によれば、古代ローマ帝国が滅びたのは、【鉛】の影響であると明言している専門家が多くいます。ローマ帝国が栄えていた時代、水道管や酒類の貯蔵容器等に、鉛が使われていたのです。そして、長い年月を経て、貴族達の体内には、この容器等から溶けた鉛が蓄積されて、最終的には、神経障害や不妊などによって滅びたのではないかと言われているのです。（体内に蓄積された鉛などの有害金属は、子孫にまで影響を及ぼすのです）

それでは、現代人にとって、一番の鉛の影響とは何でしょう？

それは、【貧血】です。

体内に蓄積されると、貧血を起こしてしまいます。なぜなら、鉛によって鉄の吸収が邪魔されてしまうからです。鉄が小腸で吸収される時、鉛やカドミウムを運搬するのと同じように、たんぱく質によって運ばれているので、鉛やカドミウムが大量に体内に取り込まれると、その分、鉄の吸収の為の運搬スペースが減ってしまうのです。だから、貧血状態になってしまうのです。

では、何故、鉛が私たちの身体に入ってくるのでしょうか。

それは、【鉛水道管】・【排気ガス】・【塗料】・【殺虫剤】等が原因です。

このように、知らず知らずの内に、有害金属は体内へ取り込まれているのです。そう、あなたの身体にも…。

これは、避けられない事実です。

つまり、知らない間に少しずつ、毒を盛られているのと変わらないのです。（あくまでも個人的見解です）

そこで私は考えました。有害金属を完全にシャットアウトする事が無理なら、解毒すればいいのだと。

格言

「有害金属を解毒しろ！」

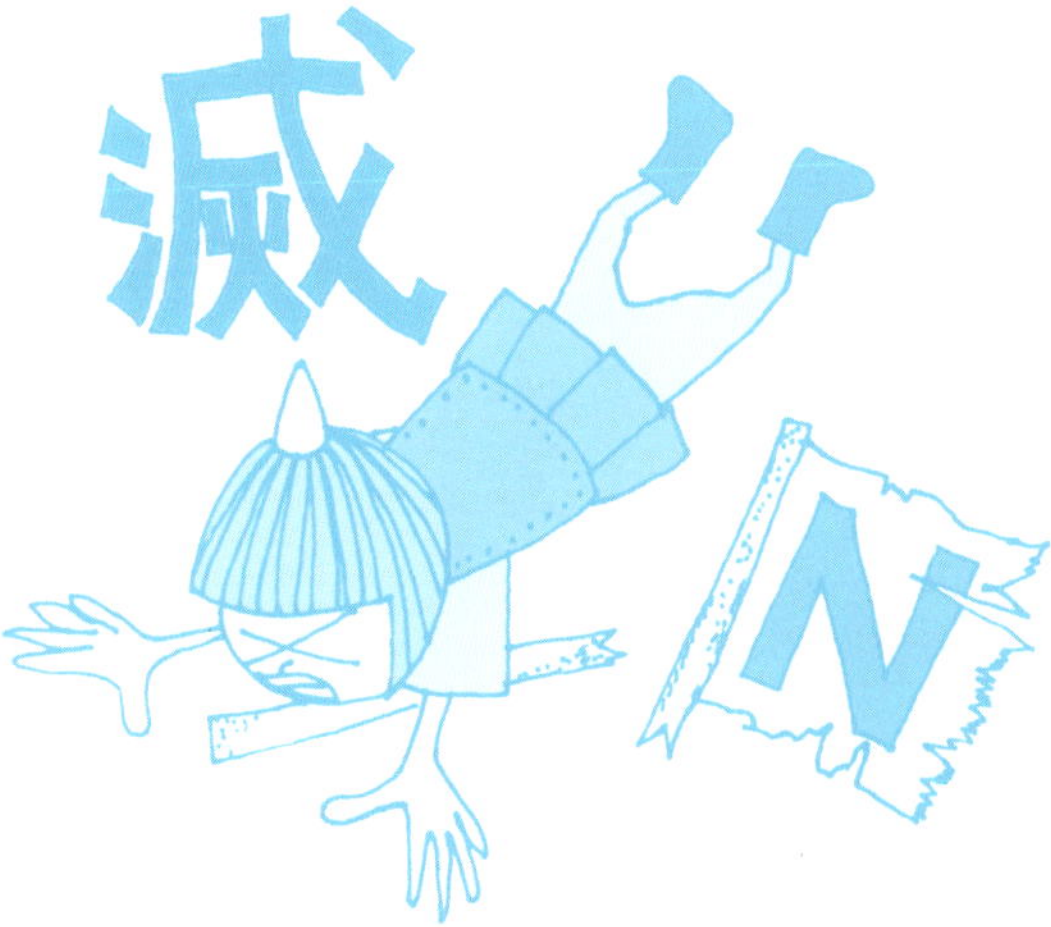

用語辞典

未病（みびょう）
半健康・半病気状態、あるいは健康と病気の中間。

アルツハイマー
脳を構成している神経細胞が通常の老化よりも急速に、いわば病的に減ってしまうこと（変性）によって、正常な働きを徐々に失っていき、認知症（痴呆）になっていく病気。

知らず知らずのうちに有害金属が体内へ

私たちの身の回りでは、治療した歯の詰め物として、【水銀アマルガム】が多く使用されています。皆さんは、【水銀】が身体に及ぼす影響を御存知ですか?

水銀は、【※水俣病】の原因となった金属です。また、水銀が体内に蓄積されると、【アトピー】や【自閉症】の原因になると疑われています。

アレルギー性皮膚炎の重症患者を対象にした調査では、歯から、水銀アマルガムを取り除き、他の詰め物に変えたところ、70%もの患者の皮膚炎が改善され、そのうちの60%近くの患者が、完全に治癒したという検査報告もあがっています。この他にも、歯の詰め物の中に、水銀アマルガムが入っている人は、そうでない人に比べて、体内水銀濃度が4.5倍~8倍もの高さを示したという報告もあります。

他にも、水銀化合物は、主に医薬品の分野では多く用いられ、【赤チン(マーキュロクロム)】や、アナログ体温計等にも使用されてきました。しかし、現在では水銀の毒性の強さが判明した為、使用されなくなりつつあります。

また、日本人は、他の国の人と比べ、体内水銀量が多い事がわかっています。その理由は、よく魚を食べる日本人の食文化が関係しています。水銀によって汚染された海中のプランクトンを食べて育った魚から、私たちの体内へ…。

【ミスター水銀】チェック!

(当てはまる項目をチェックしてみましょう)

- □ **歯の詰め物に、水銀アマルガムを使用している人**
- □ **アトピーの人**
- □ **マグロをたくさん食べている人**
- □ **赤チンをよく使っていた人**

ひとつでも当てはまる人は、体内水銀量が高い可能性大です。

貴方は大丈夫ですか?

格言

「お前は水銀だったのか？」

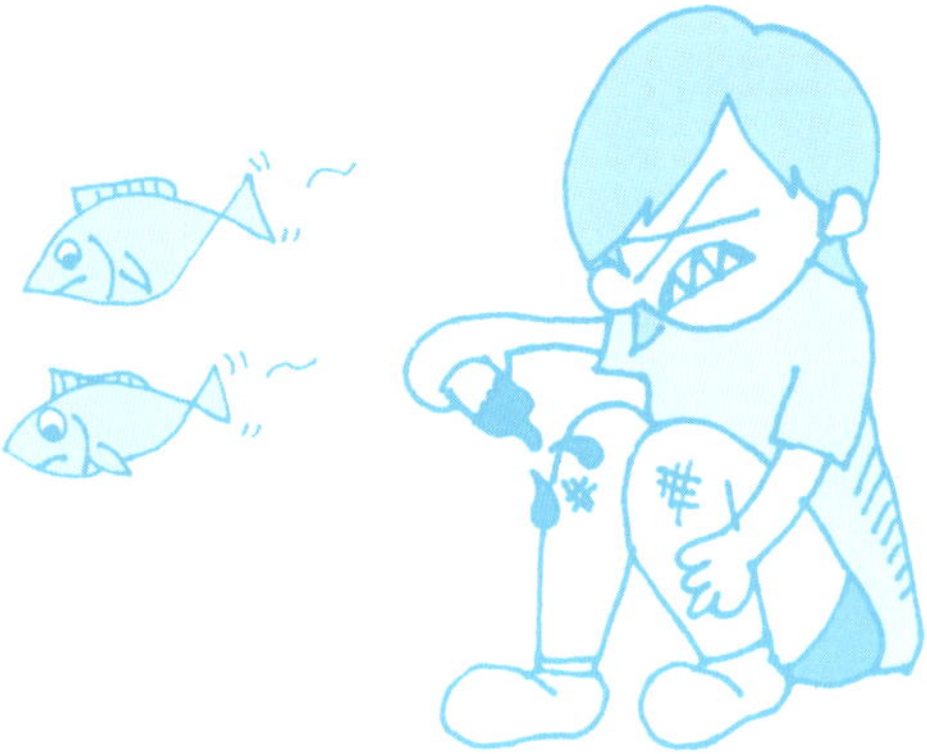

用語辞典

水俣病

世界的にも「ミナマタ」の名で知られ、水銀汚染による公害病。

カドミウムって美味しいの？

カドミウムとは、【※イタイイタイ病】の原因となった金属です。カドミウムが体内に吸収されると、まず肝臓に蓄積されます。次いで腎臓に溜まっていき、その結果としてカルシウム代謝に異常が発生し、骨からカルシウムが失われていきます。やがて、重度の【※骨軟化症】を起こし、全身が痛み、衰弱し、ついには生命を奪われる事になります。それだけではなく、最新の医学では、【※骨粗しょう症】を患っている人も、カドミウムが多い事が報告されています。このように、カドミウムは、骨をダメにしてしまう金属物質です。

その汚染源も、私たちの身の回りにあるものなのです。タバコの煙やアルカリ乾電池、自動車のタイヤ等々。近年は、人体への影響が大きい事から、カドミウム金属は、ごく一部の製品にしか使用されなくなりました。とはいえ、タバコの煙がきっかけで、蓄積されてしまうのだとしたら…。

忘れてはいけない有害金属、ヒ素の怖さはご存知ですか？あの、1998年和歌山毒物カレー事件で、使用されたのがヒ素でした。しかも、かの皇帝ナポレオンの毛髪を、その死後に調べたところ、通常の37～42倍の濃度のヒ素が検出されたとの報告もあり、毒殺されたのでは？と主張する説がある程です。あなたは大丈夫ですか？知らない間に食卓に…？

格言

「タバコの煙は吹き返せ！」

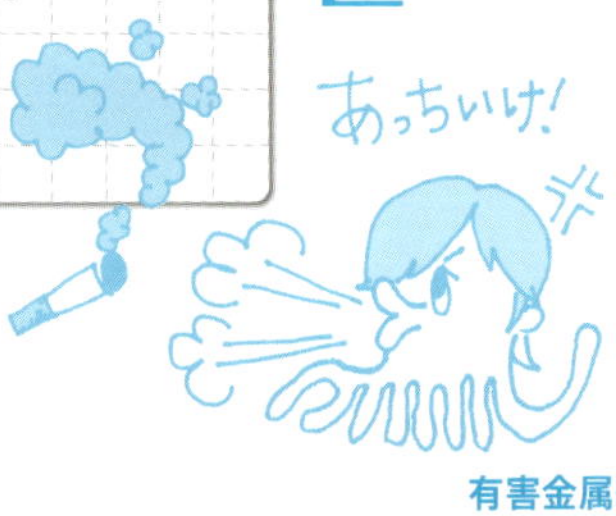

用語辞典

イタイイタイ病
日本初の公害病で四大公害病のひとつ。

骨軟化症
骨形成に必要なカルシウム塩の沈着が妨げられて骨の中に類骨組織が過剰に存在する状態。

骨粗しょう症
骨形成速度よりも骨吸収速度が高いことにより、骨に小さな穴が多発する症状。

有害金属の解毒方法とは？

体内に入り込んでしまった有害金属（有害ミネラル）を解毒する方法は？

ずばり、もっとも有効的な方法は、【必須金属（必須ミネラル）】を摂り入れる事です。【カルシウム】・【亜鉛】・【銅】・【鉄】・【セレニウム】・【クロム】等には、水銀・鉛・カドミウム等の有害金属の吸収を防いだり、排泄を促したりする働きがあります。何故なら、体内の金属物質は、互いに干渉しながら存在しているからです。（一方が多くなると、他方が少なくなるという関係なのです。）

- 鉄が十分にあると、鉛が減る。
- 亜鉛が十分にあると、カドミウムが減る。
- セレニウムが十分にあると、水銀やカドミウムが減る。

つまり、必須金属をきちんと採らないと、有害金属の影響が大きくなり、必須金属をきちんと摂っていると、有害金属の影響が少なくなるというのです。もう一度繰り返しますよ！必須金属をきちんと摂らないと、有害金属の影響が大きくなるのです！その為、体内に有害金属が同じようにあっても、必須金属を十分に補給している人とそうでない人では、おのずと【健康】への影響が違ってくるのです。

私の身体の中のサビが取れたのは、必須金属をしっかりと補給している結果なのです。

格言

「必須金属を摂れ！」

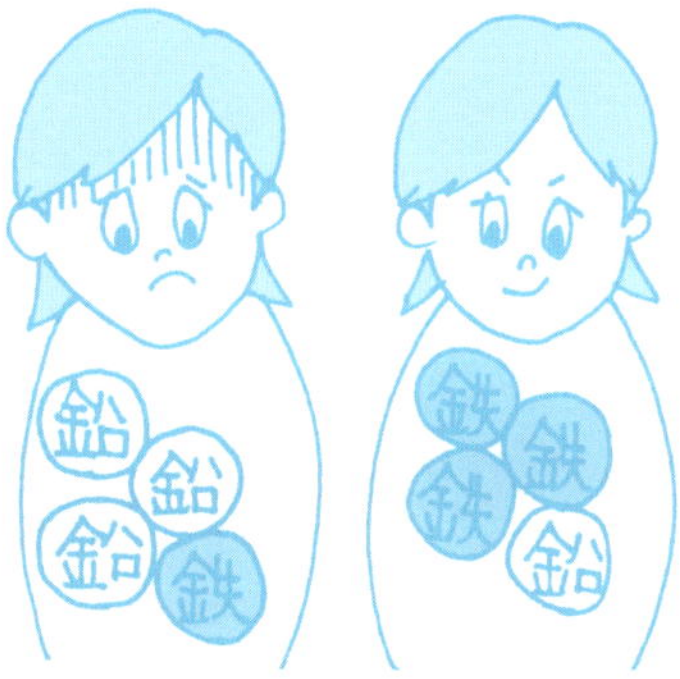

クロム金属にはダイエット効果が？

必須金属（必須ミネラル）の重要性を、十分に解っていただけたと思います。

それでは、必須金属が、体内でそれぞれどのように働いているのかをお話しします。「また金属の話か…」なんて言わずに、読んで下さいね。

金属の働きを理解出来れば、ダイエットや育毛を成功させる確率がグンと上がるはずです。

【※クロム】クロムはサビにくい性質を持つことから、鉄製品のメッキに多く使用されています。バイク部品を、ピカピカにするメッキが、クロームメッキです。

そして、驚く事に、クロムには【基礎代謝】を上げる効果があるのです。

体内で、たんぱく質が運搬されるのを助け、高血圧を【予防】し、そして高くなった血圧を下げる働きがあります。糖尿病と闘う為には、なくてはならないと考えられているミネラルで、身体のインシュリン感受性を上げ、インシュリン抵抗性を減らします。インシュリンと一緒に働いて、体内の糖を上手く使ったり貯蔵したりする為に、血液から細胞へ、糖を運ぶ仕事をしています。

善玉（HDL）コレステロールを増やし、悪玉（LDL）コレステロールを減らす効果があると言われています。

つまり、【ダイエット効果】があるという事です。

格言

「人間も金属もピカピカにする君が好きだ！」

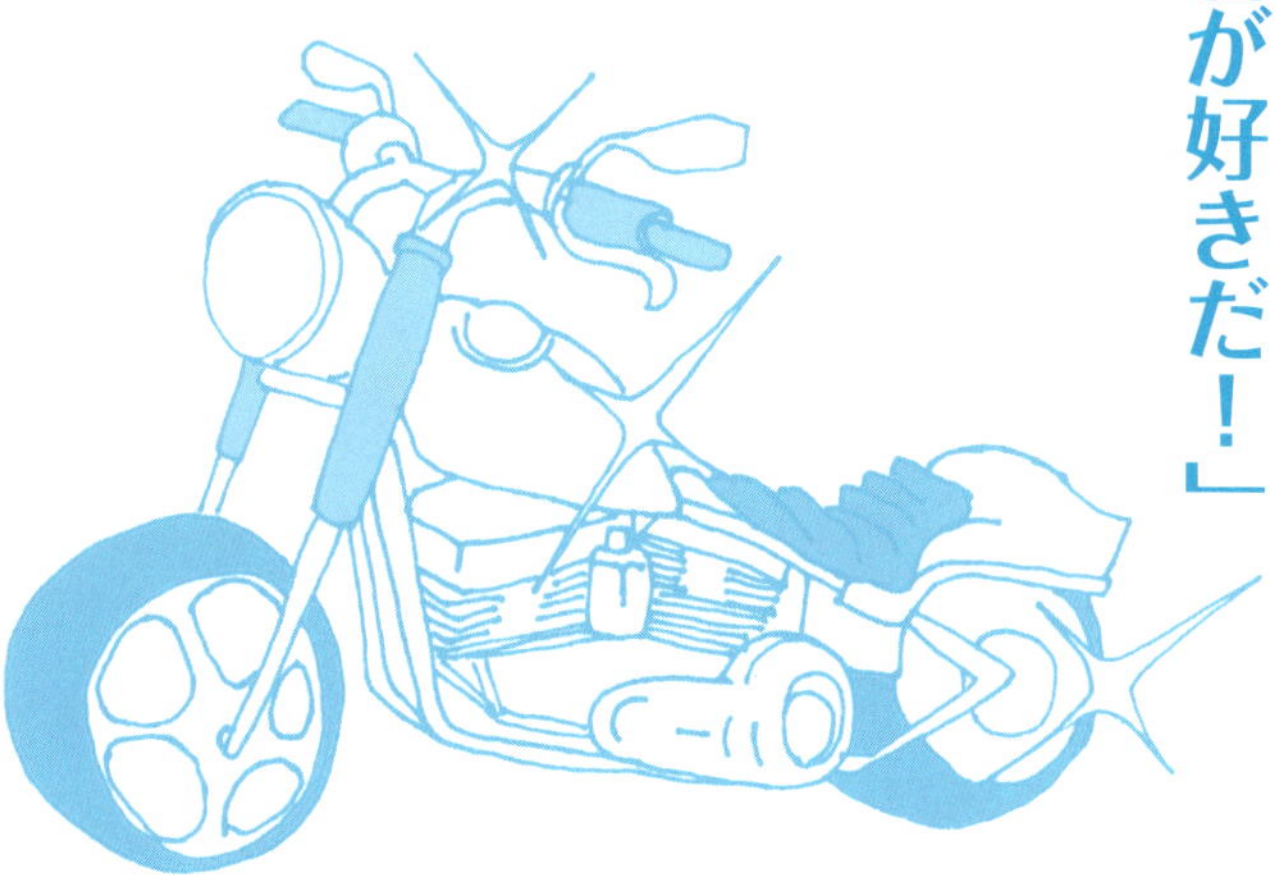

用語辞典

クロム

元素記号はCr、表面は酸化皮膜に覆われる事でサビにくく、鉄等のメッキによく用いられる事がある。

亜鉛でフサフサ？

【亜鉛】亜鉛は、味覚を正常に保ち、皮膚や粘膜の健康維持を助ける金属です。

身体の中に、約2gあると言われており、主に、骨や肝臓、腎臓、筋肉に存在しています。

また、新陳代謝に必要な、反応に関係する多種類の酵素を作る成分となるほか、たんぱく質の合成や、遺伝子情報を伝えるＤＮＡの転写にも関わっています。この為、細胞の生まれ変わりが活発なところでは、亜鉛が必要とされており、特に、髪の毛を形成するのには欠かせません。

髪の毛がフサフサの人は、体内亜鉛が多い事が確認されています。では、亜鉛の吸収を妨げる最大の敵は何でしょうか？

実は、私も大好きなカップ麺等の加工食品なのです。カップ麺やレトルト食品等、加工食品には添加物（ポリリン酸ナトリウム、フィチン酸等）が含まれており、これらの成分は、折角体内に取り込まれた亜鉛を体外に排出したり、体内への吸収を妨げたりするのです。

つまり、カップ麺を好きな人は…、

● 亜鉛不足に陥る可能性「大」
● ハゲになる可能性「中」
● 味覚障害になる可能性「小」（体内亜鉛が不足すると、味覚障害になるデータが報告されています。）

でも、カップ麺って美味しいですよね…。ついつい食べたくなるんです。しかも、夜中に…。あなたは大丈夫ですか？

格言

「カップ麺を見たらこの話を思い出せ！」

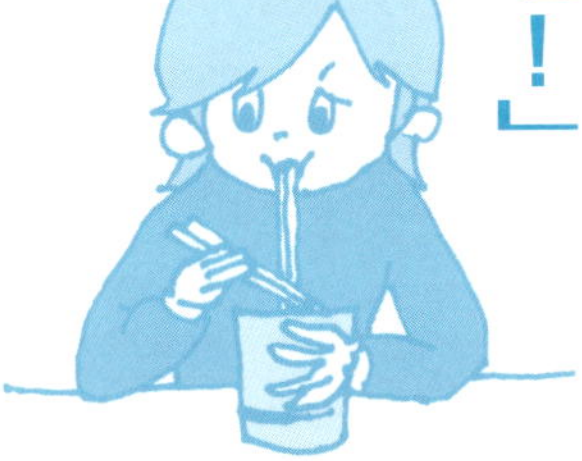

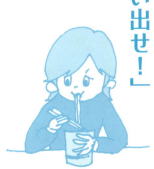

鉄でプルプル？

まだ、金属の話が続くのか…。もう、いい加減、勘弁してくれ。このような声が聞こえてきそうですが、もう少しだけお付き合い下さい。何故なら、人間の身体を知る上で、どうしても知っておかなくてはならないからです。それくらい、【人間と金属】は、切っても切れない密接な関係なのです。つまり、「私とチョコレート」のような…。「バイクとメッキ」のような…。「デブとハゲ」のような…。【鉄】体内の鉄は、その約70％が血液中の赤血球を作っている【※ヘモグロビン】の成分となっており、約25％は肝臓等で貯蔵されています。ヘモグロビンは、呼吸で取り込んだ酸素と結び付き、酸素を肺から身体の隅々まで運ぶという重要な働きをしています。つまり、貧血防止に効果があります。このように、赤血球の血色素であるヘモグロビンに含まれ、身体のあらゆる器官に酸素を運ぶ重要な働きをしているので、不足すると酸素が欠乏し、息切れ、めまい、貧血、疲労、思考低下等が起こります。と言う事は…。【美肌】を保つ事にも、大きく影響してくるという事です。何故なら、美肌には、良質な酸素がたくさん必要だからです。

事実、タバコを吸っている人で、肌がボロボロの人が多いのは、ビタミンCが破壊されるだけではなく、タバコの煙から出ているカドミウム金属の影響により、鉄分の吸収が阻害されてしまうからです。だから、美肌になりたいのなら、鉄分を取れという事です。

格言

「鉄分で美肌になれ！」

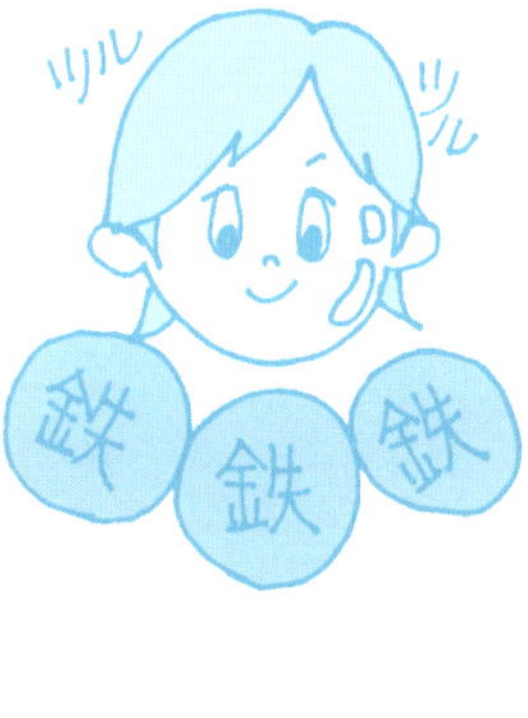

ミネラルとビタミンって何が違う？

身体の中に金属があり、それがミネラルだという事はわかっていただけたと思います。では、ミネラルとビタミンの違いをお話しします。

●ミネラルは【元素】で、
ビタミンは【分子】です。
●ミネラルは【金属】で、
ビタミンは【有機物】です。

ミネラルは、それ以上分解出来ないものなので、人間の身体の中で、生成する事が出来ません。すなわち、大地や水から、私たち生物の体内に取り込みます。元素と分子の違いを、解りやすく説明すると…、例えば、お団子を想像して下さい。ミネラル（元素）は、最小単位のお団子（串なしの団子）です。そして、ビタミン（分子）は、お団子同士をくっつけた（串刺しの団子）分子状態で存在し、バラバラにもなります。

また、ビタミン等の【抗酸化栄養素】は、チームワークで細胞の酸化を抑えます。このチームワークとは、人間で例えると【バケツリレー】みたいな感じで、火（酸化された細胞）に水（栄養）をかけています。ビタミン君は、一人一つのバケツしか持てません。
つまり、人数がたくさんいて、チームワークがしっかりしている程、バケツの水がたくさん回るという仕組みです。そのため、抗酸化栄養素のビタミンは、たくさん摂った方が良いのです。（バケツリレーで、優勝したチームを思い出して下さい）
ちなみに、バケツリレーでこぼれた水は、私たち人間のケースに戻すと、尿となります。ミカンをたくさん食べると、尿が黄色くなりますよね。これこそが、ビタミンBが排出されている証拠と言えます。

格言

「団子を見たらこの話を思い出せ！」

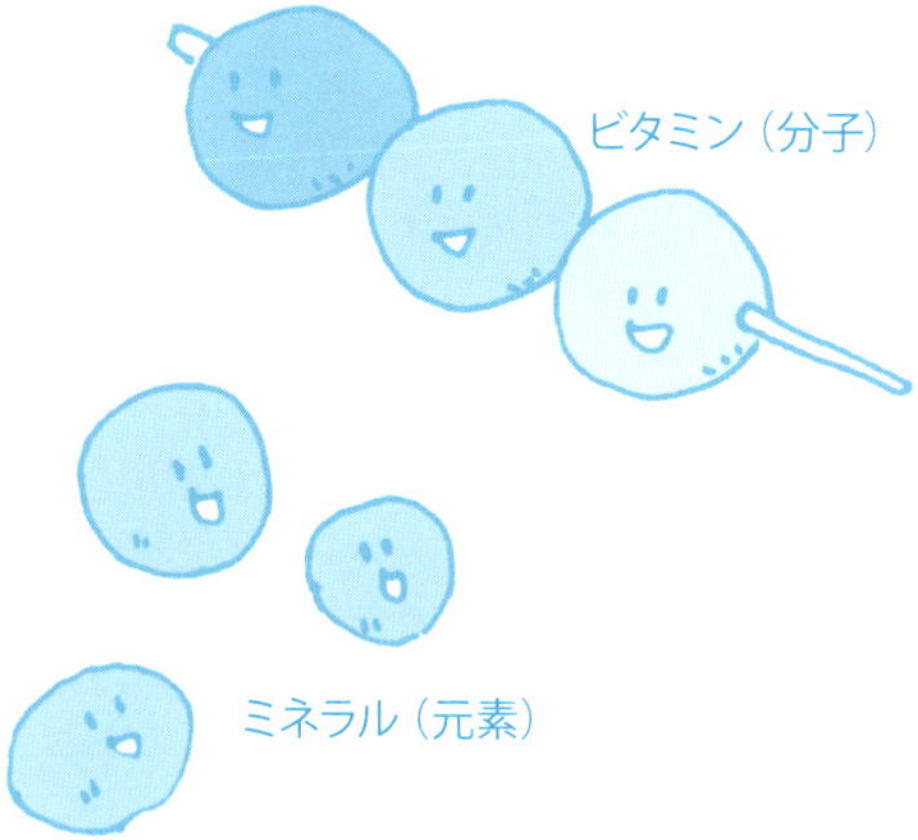

用語辞典

ヘモグロビン
ヒトを含む全ての脊椎動物やその他一部の動物の血液中にある赤血球内のタンパク質。

金属は体内でマンダラ?

必須金属(必須ミネラル)の重要性について、わかっていただけましたか?

金属は、【マンダラの法則】のように、体内で存在しています。いくら、クロムにダイエット効果があるからと言って、それのみを過剰に摂取すると、他の金属に影響を与えてしまい、逆に悪影響を及ぼします。つまり、一番重要なのは、【バランス】なのです。

サッカーチームで例えてみましょう。想像してみて下さい。世界最強チームに、ゴールキーパーとして、私が入ったとしたら、点を、取られまくり、チームは機能しなくなってしまうでしょう、会社で例えても同じ様に、たった一人でも、秩序を乱す人や、仕事もせずにサボりまくる人がいたら、会社の業績はたちまち下がるでしょう。また、売り上げを上げる為に、仕事が出来るあなたのような営業マンに入社してもらっても、やる気のない人が製造していたら…。受注は取れても、欠陥商品続出で、やはり業績は下がるでしょう。このように、サッカーチームも会社も【バランス】がとても大切なのです。つまり、トータルバランスで、そのチームや会社の組織力が決まります。(金属の相互関係も同様です)だから、私はこう考えるのです。

★会社の業績不振の原因は、社内のバランスが崩れている時?

★メッキ不良が起きる原因は、金属のバランスが崩れている時?

★人間が不調になる原因は、体内金属のバランスが崩れている時?

★子供が非行に走る原因は、家庭内のバランスが崩れている時?

格言

「何事もバランスが大切!」

■ マンダラの法則の図

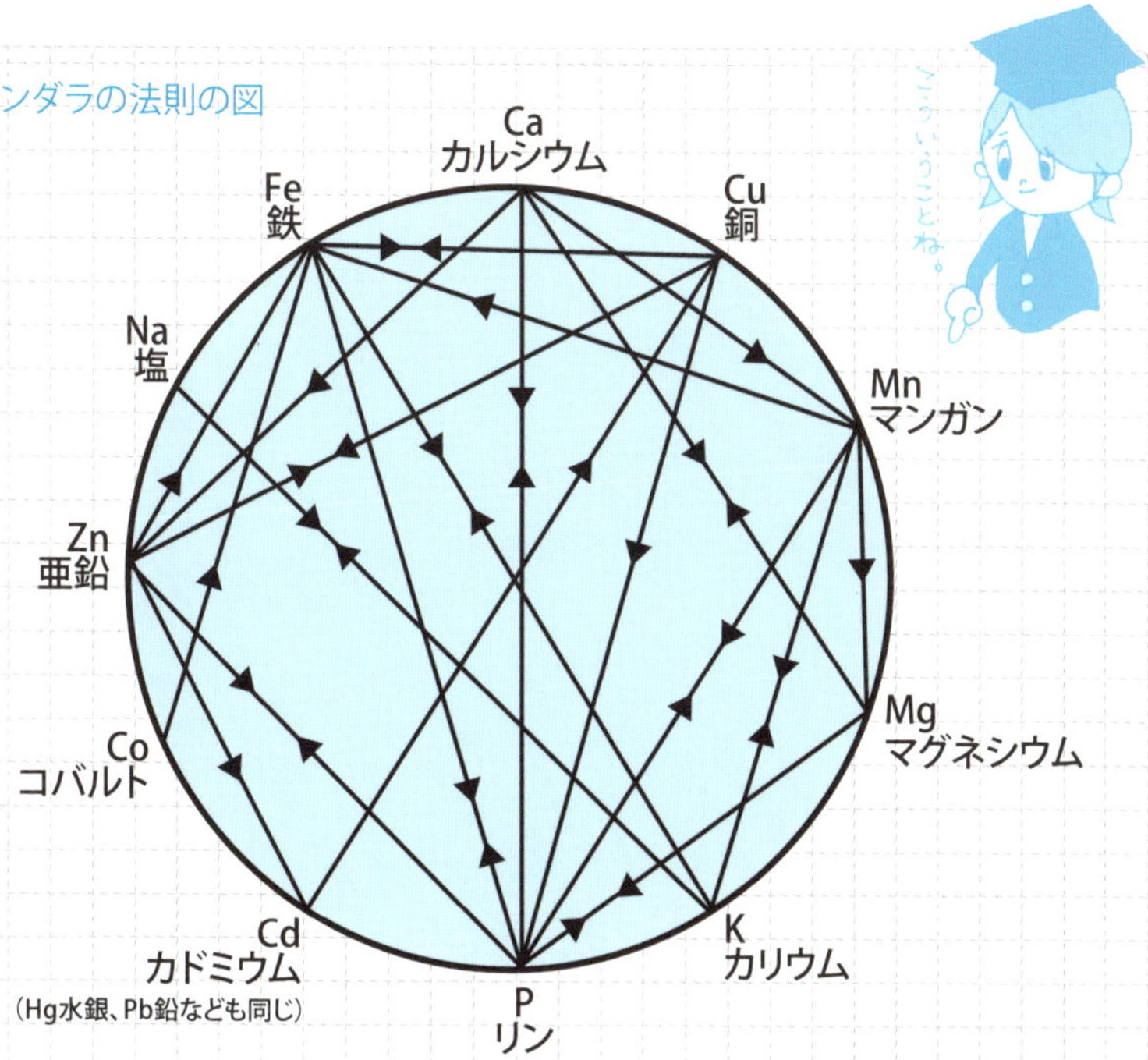

※コスモトゥーワン『「体内浄化」健康法』（大森隆史著）より

※一つのミネラルを過剰摂取した場合、矢の方向の他のミネラルの代謝を阻害する

用語辞典

水俣病

1956年に熊本県水俣市で発生した水俣病は、メチル水銀による中毒性の神経系疾患である。メチル水銀中毒のうち、環境汚染の関与が認められるものをとくに水俣病と呼び、環境汚染によってメチル水銀が魚介類等に蓄積し、それを摂取する事によって発病した物を指す。

第3章

長生き編（身体に負担をかけなければ、当然若返る）

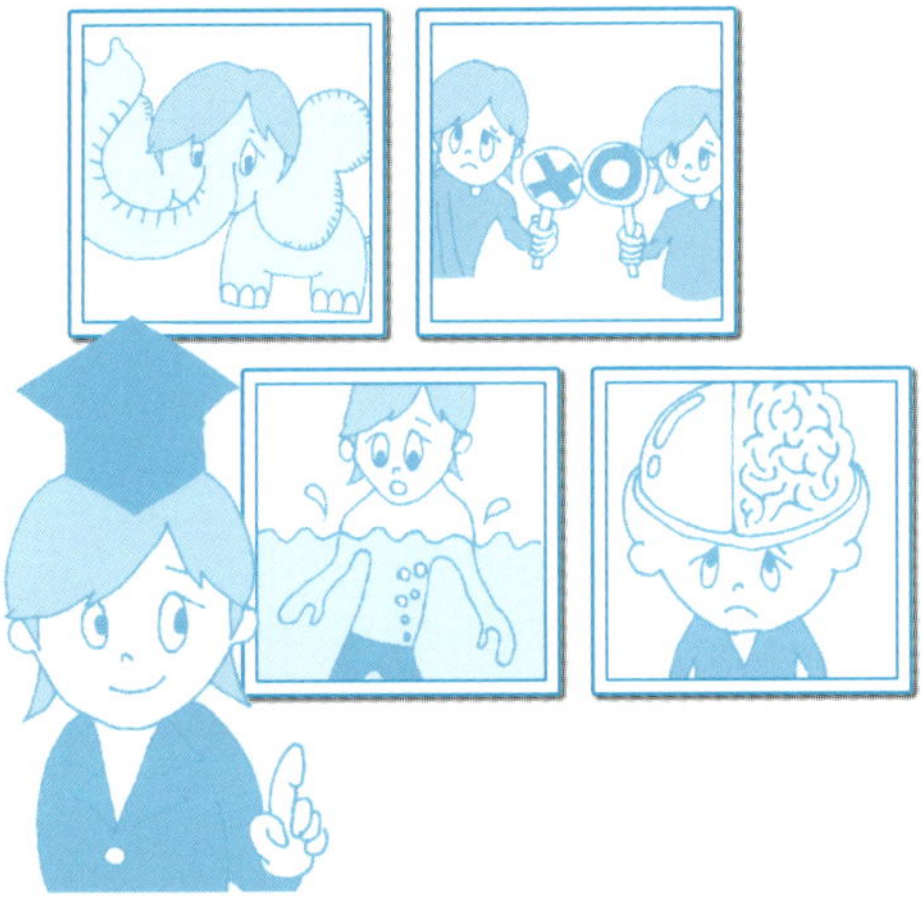

長生きの秘訣を知れば、当然若返る

格言

「ゾウになれ！」

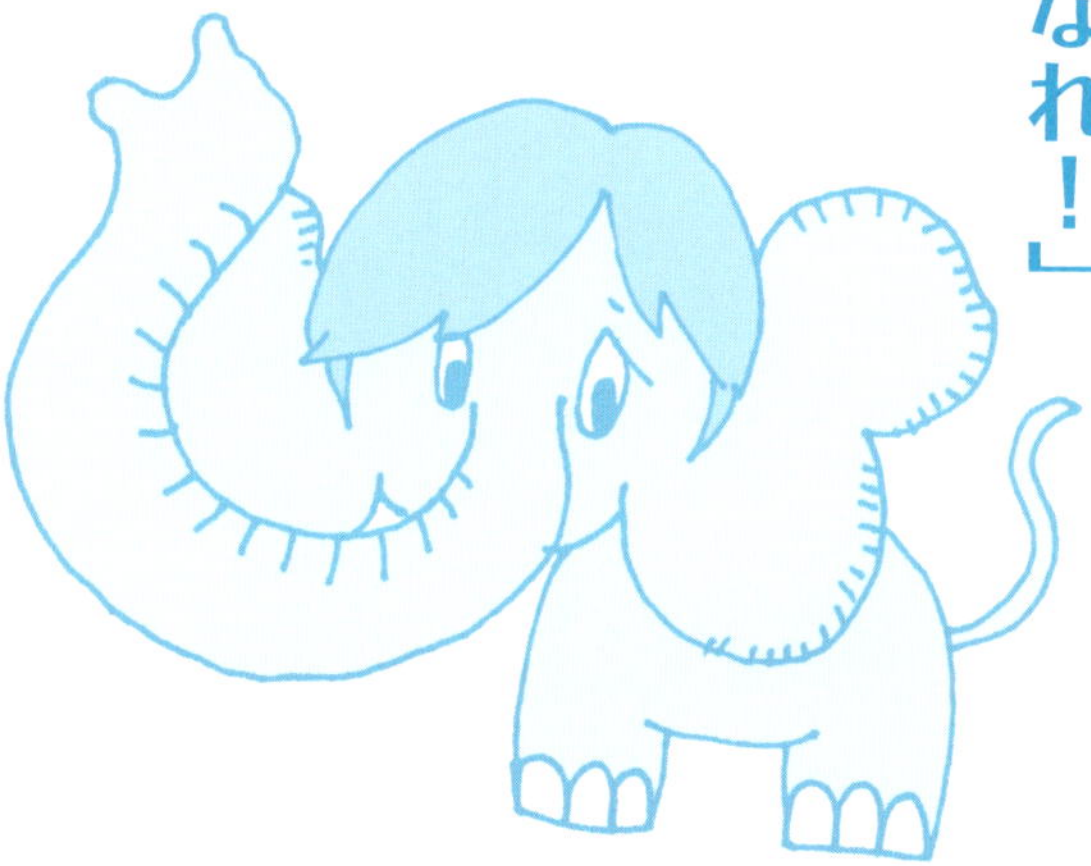

何歳まで長生きしたいですか？

私はズバリ、【250歳】位まで生きたいと思っていますが…、それはどうやら無理なようです。何故なら、生涯心臓が打つ脈拍数は、およそ【決っている】からです。

例えば、ゾウの平均寿命は、【約70年】で、ネズミの平均寿命は【約1年】と言われています。これ程違う寿命でも、【一生に打つ脈拍数は、約8億回で、同じという事が分かっています。】

ということは、ネズミはゾウの【約70倍の速さ】で、心臓を動かしているという事です。（それだけ、酸素を消費しています）

だから、私は、出来るだけゾウのようにゆっくり動きます。

女性の方が長生きなのは何故？

一般的に、女性の方が長生きする理由は、【※女性ホルモン】が、ビタミン類と同じような【抗酸化成分】だからだと言われています。

つまり、男性より女性の方がサビにくいので、長生きしやすいのです。

ということは、ニューハーフの方は、普通の男性より長生きするのでしょうか？

格言

「ビタミンを摂って長生きをしよう！」

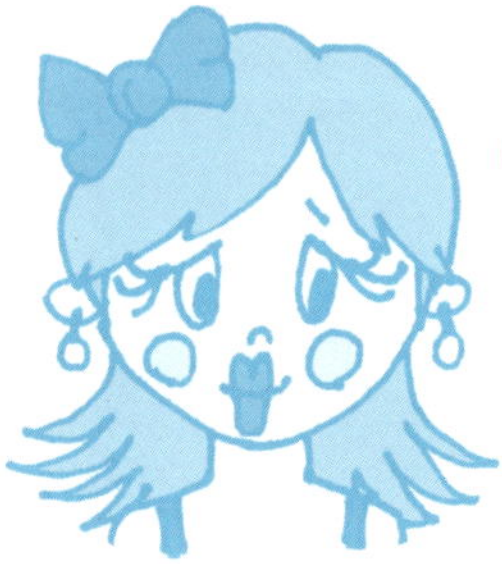

用語辞典

女性ホルモン

性ホルモンのうち女性の性腺に大きく関与しているホルモンで、卵胞ホルモン（エストロゲン）と黄体ホルモン（ゲスターゲン）の2種類があり、うち女性らしい体つきなどへの影響が大きいエストロゲンを指して女性ホルモンと呼ぶ場合もある。

紫外線はお肌の大敵？

【シワ】・【たるみ】・【くすみ】等のお肌のトラブルの殆どが、【紫外線の浴び過ぎ】によるものです。なんと、肌の老化の約90％は、紫外線が原因です。ちなみに、紫外線が真皮層まで到達してしまうと、もはや新陳代謝では、再生不可能になります。ですから、いつ、いかなる状況でも、紫外線対策は万全に行わなくてはなりません。洋服で守られている部分と比較していただくと、違いは明らかです。（男性の方は、紫外線をあまり気にしませんが…）紫外線を浴び過ぎると【ハゲ】ます。当然ですよね。髪の毛は、もともと紫外線よけの為にあるのです。

しかし、髪の毛で覆われていても、紫外線には勝てないのです。だから【ハゲ】るのです。顔のシワ、シミは鏡で見て判りますが、見えにくい頭皮は、気がつかないだけで【もっと酷い状態】です。だから、紫外線は絶対に避けて下さい。

格言

「もやしになれ！」

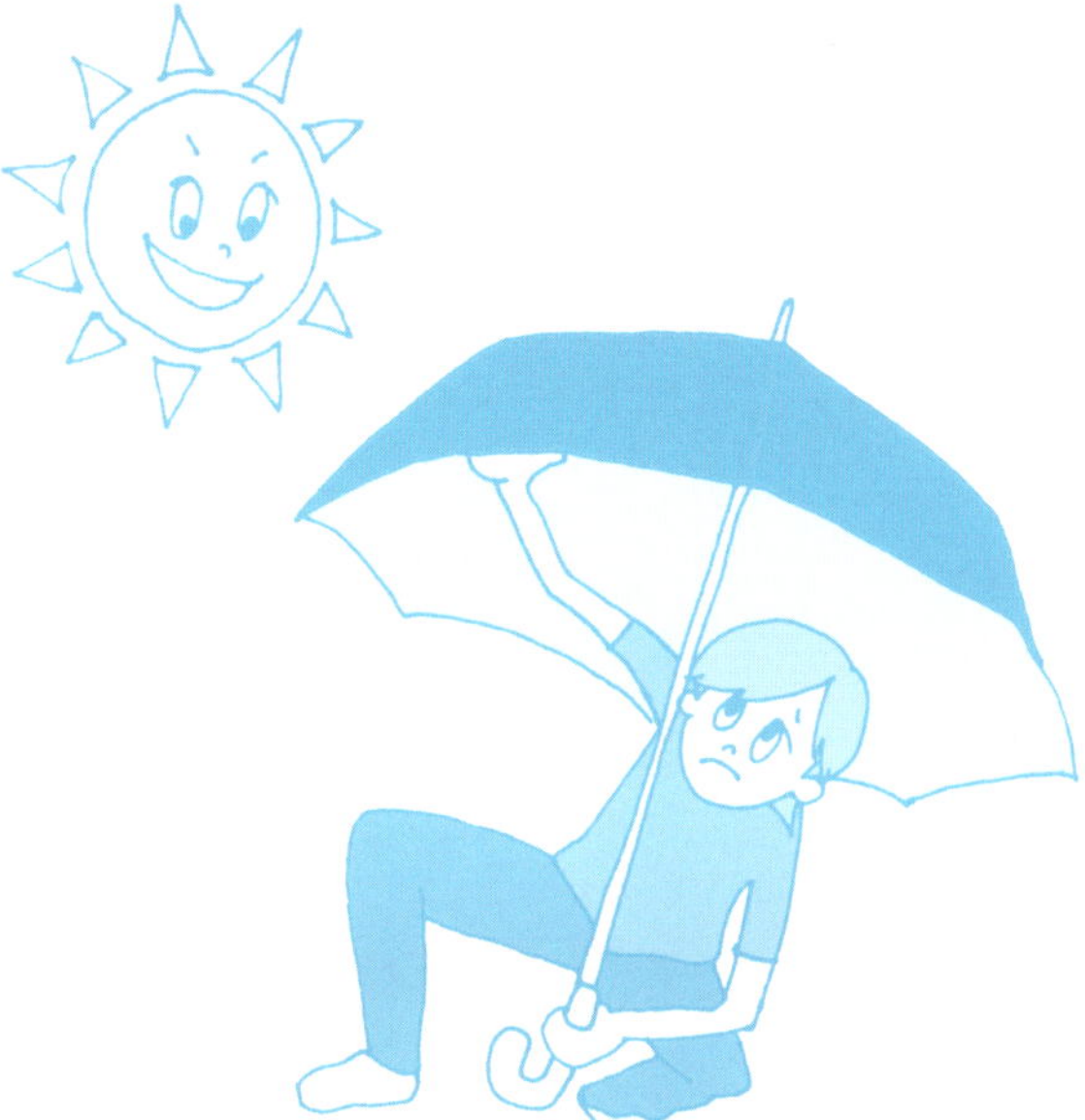

何時か知っていますか？

人間が、多く亡くなる時間帯は、朝４時頃だそうです。いかにも幽霊が出そうな時間帯ですよね…。いわゆる「お迎えに来る時間帯」ですが、医学的には、一番体温が【低下】するからだといわれています。

つまり、朝４時を乗り切れば、長生き出来る可能性は【高くなる】という事です。

格言

「朝４時を乗り切れ！」

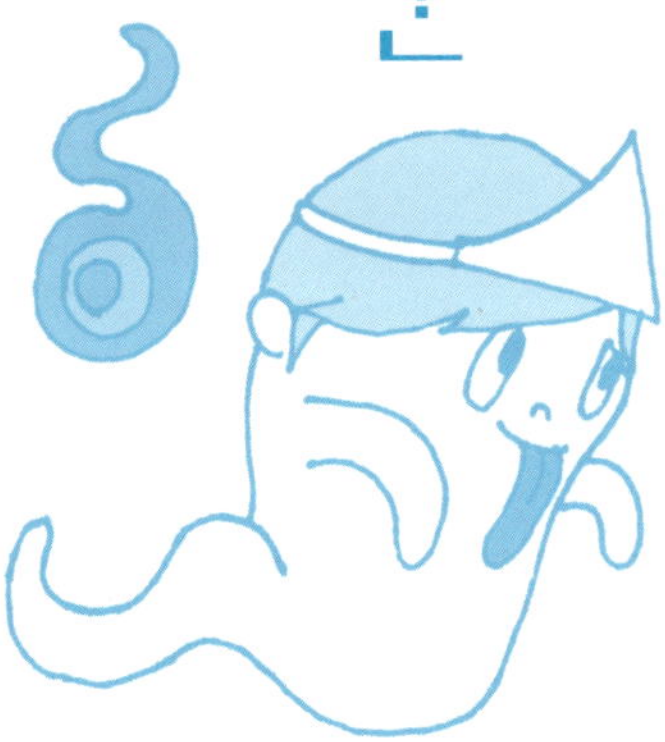

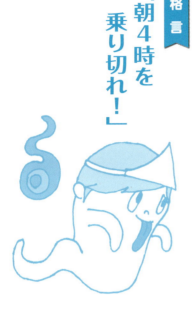

オームの法則で血液サラサラ

心臓と血液の関係と、電気の流れ方はとても似ています。【オームの法則】とは、
V（電圧）＝AR（アンペア×抵抗）
これを、人間の血流に置き換えると、血圧＝血流×抵抗となります。
つまり、抵抗値が高くなる程、血圧が高くなり、その抵抗とは、【肥満】・【高コレストロール】・【ドロドロ血液】等が考えられます。また、姿勢の悪さも、抵抗値を高める原因の一つです。身体が横になっている状態は、心臓に負担がかかりにくく、血液が流れやすい状態といわれており、抵抗値が低いのです。ですから、起きている状態の時も、姿勢をよくして抵抗値を減らし、血流をよくする事がとても重要です。

格言
「長生きしたけりゃ姿勢を正せ！」

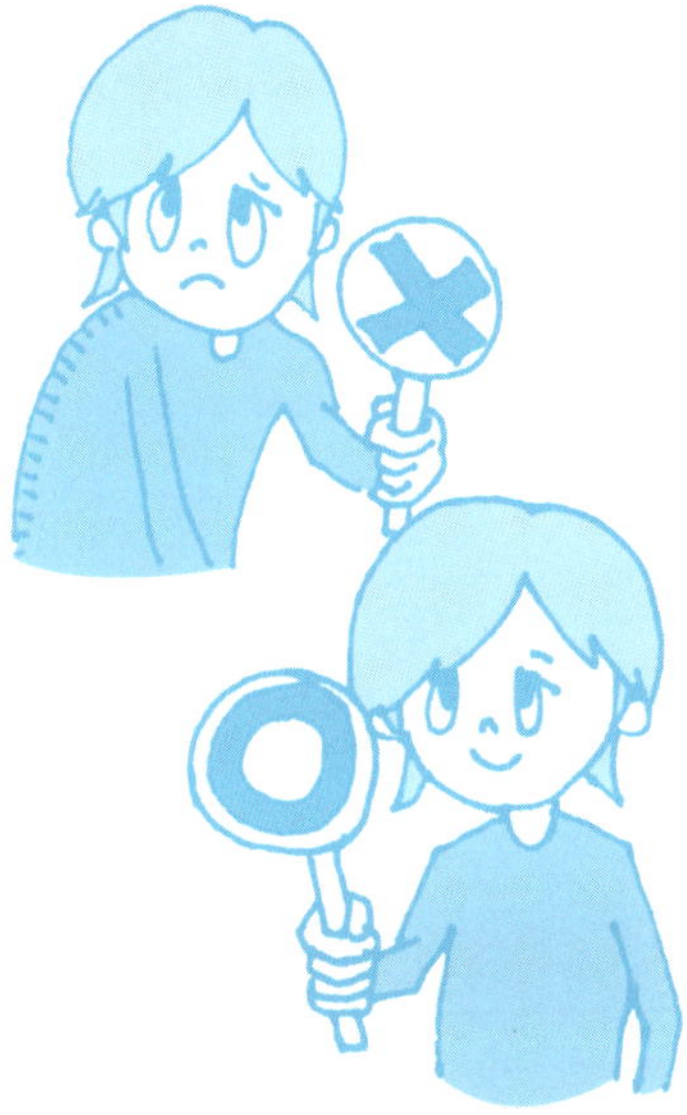

自分のpHを知る必要がある？

人間の身体の60％は【水分】で出来ており、弱アルカリ性のpH7.4前後を維持しています。そのpH調整は、尿で行なわれます。pHは水素濃度イオンの事で、pH7.0を中性とし、pH7.0以下を【酸性】、pH7.0以上を【アルカリ性】といいます。酸性食品（肉、お菓子、加工食品等）を多く食べている人の尿は【酸性】で、アルカリ性食品（梅干、黒酢、野菜等）を多く食べている人の尿は【アルカ

リ性】になります。つまり、自分の尿のpHを調べれば、自分が酸性なのか、アルカリ性なのかが分かるのです。調べ方は、pH試験紙というもので簡単に調べられます。適度なアルカリ性の身体の方が【サビにくい】のです。

格言

「身体が酸性だとサビが進む！」

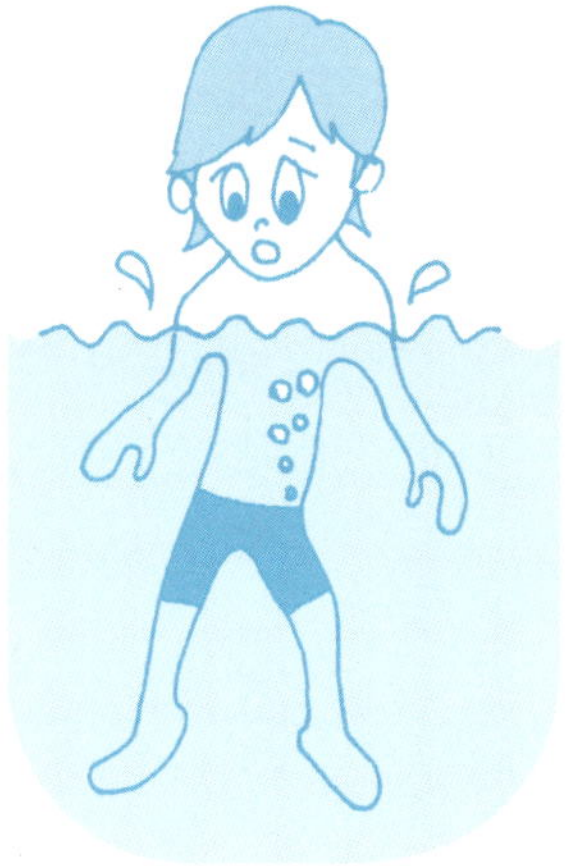

用語辞典

pH試験紙

溶液の水素イオン濃度指数（pH）を測定するのに用いられる試験紙。精製した上質の濾紙（ろし）に酸塩基指示薬をしみ込ませ、乾燥したのち短冊形に切ったもの。現在では各種の試験紙がつくられており、それらを組み合わせて使えば、pH0～14の範囲において0.2pH単位の精度で溶液のpHを測定できる。

ストレス解消法は何ですか？

私のストレス解消法は、ずばり、格闘技観戦です。何故、こんなに弱い私が、格闘技観戦が好きなのか？

それは、人間は追い詰められると、脳内に【やる気と興奮のホルモン】といわれる神経伝達物質の【※ノルアドレナリン】が大量に分泌されます。そうなると、脳や身体に活力がみなぎります。いわゆる【火事場の馬鹿力】です。この、【ノルアドレナリン】が日常で出やすい時、それが格闘技観戦中なのです。KOシーン等を観ると興奮しますよね。このような時に、【ノルアドレナリン】が大量分泌し、脳神経細胞も一気に活性化されるのです。

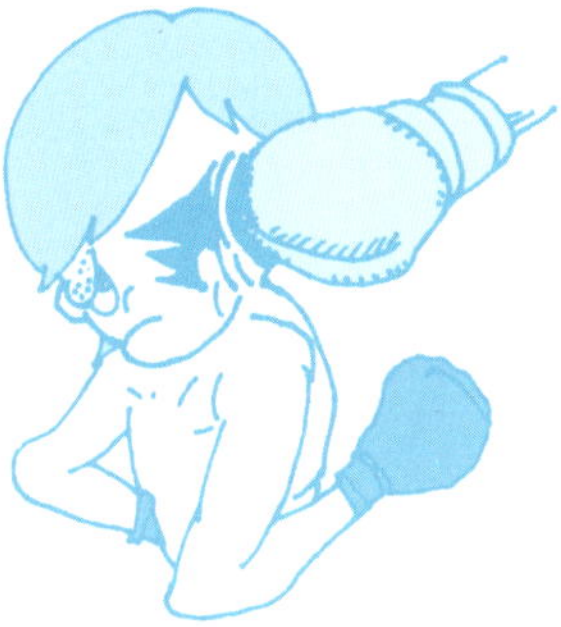

格言
「格闘技観戦好きには意味がある！」

リラックス法とは？

【心をリラックスさせる神経伝達物質】とは、何かご存知ですか？

答えは、ズバリ、【※セロトニン】と【※ドーパミン】です。では、これらは、どのようにすれば分泌されるのでしょうか？

セロトニンは、あまり深く考えず、適当精神（失敗しても気にしない的な…）でいれば、おのずと分泌量が増えます。ドーパミンは、満足感や食欲等で満たされます。つまり、私の肉好きは、ドーパミンの分泌量をあげる為だったのです。

格言

「いい加減な肉好きは心を落ち着かせろ！」

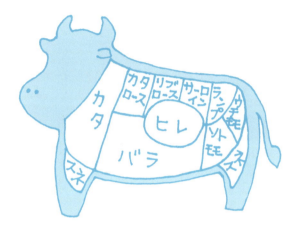

用語辞典

ノルアドレナリン
神経伝達物質。不安、覚醒を引き起こすアドレナリンの前駆物質。交感神経末端・中枢神経系などに分布して、興奮を伝達する。

セロトニン
モノアミン神経伝達物質で視床下部や大脳基底核、延髄の縫線核などに高濃度に分布しているトリプタミン誘導体の一種。

ドーパミン
中枢神経系に存在する神経伝達物質で、アドレナリン、ノルアドレナリンの前駆物質である。運動調節、ホルモン調節、快の感情、意欲、学習などに関わる。

ストレスを受け止める臓器は？

ズバリ、【脳】です。

一般的に、ストレスを強く感じている人は、【左脳】ばかりを酷使して、【右脳】を殆ど使っていない傾向があります。仕事や人間関係を保つ為には、殆どが【左脳】。反対に、遊びやスポーツを、自然とのふれあい等で使うのが【右脳】です。よって、仕事一筋で、無趣味や出不精の人は、自分で充実した日々を送っているつもりでも、実際は、左脳だけヘトヘトの状態で、右脳は活性化されていないのです。仕事一筋の人が突然倒れて…という事をよく耳にしますが、左脳の使い過ぎが考えられます。脳も、肉体と同じで酷使したら休めないといけません。

格言

「私の遊び好きは右脳の活性化の為！」

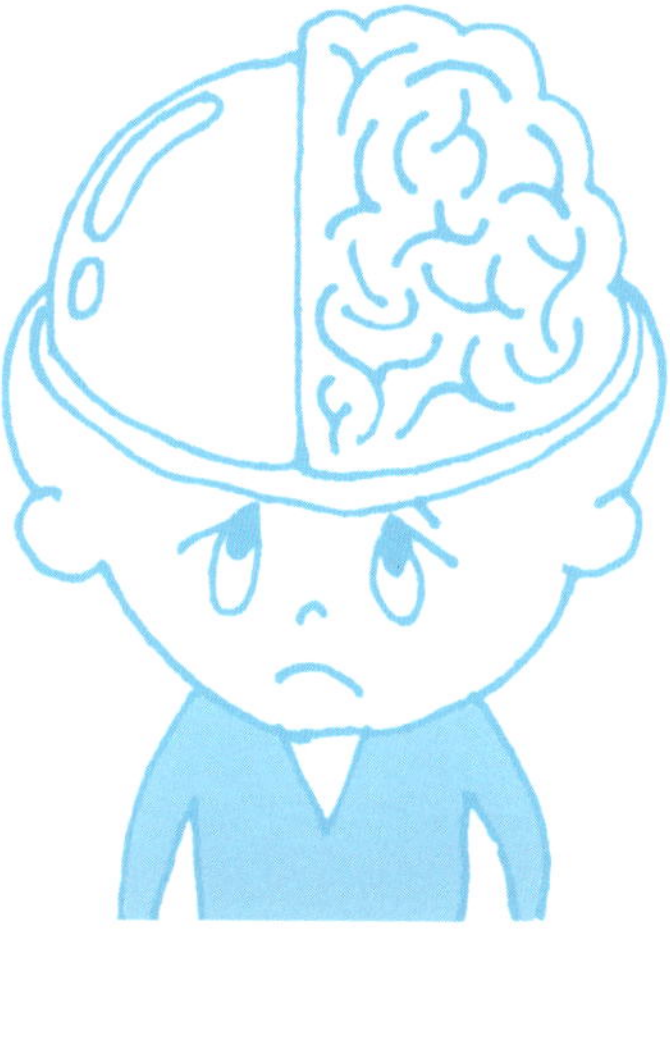

人間がどれだけ【複雑】なのか…、考えて下さい。

人間は約60兆個の細胞から出来ているといわれています。つまり、【※単細胞】から、【分裂】して60兆個です。すごい細胞分裂ですよね。

しかし、人間のサビは1つの【単細胞】の酸化から始まるのです。

格言

「単細胞を甘く見るな！」

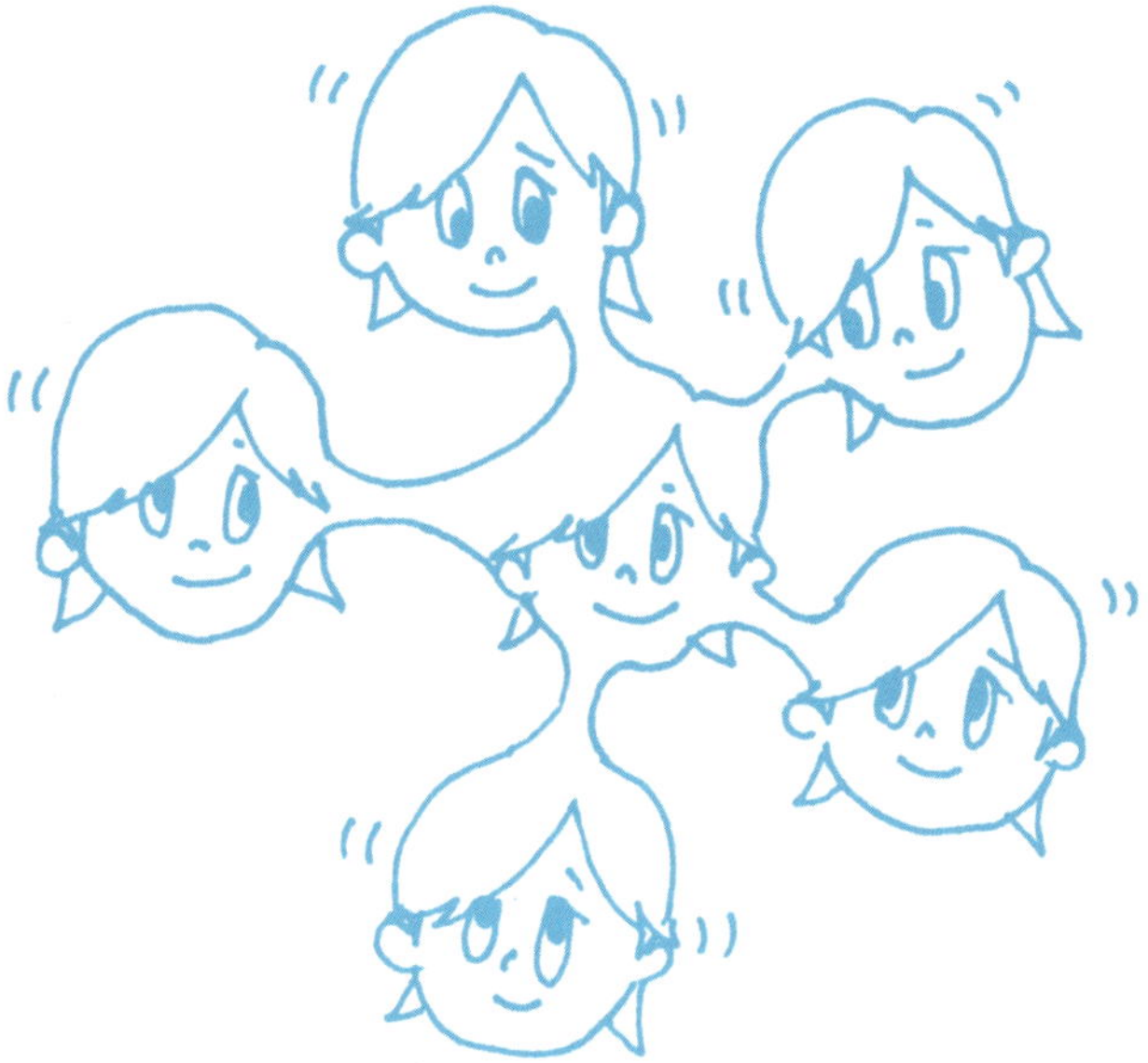

用語辞典

単細胞

1個の細胞だけからできている生物。

第4章

髪編

（増えれば当然若返る）

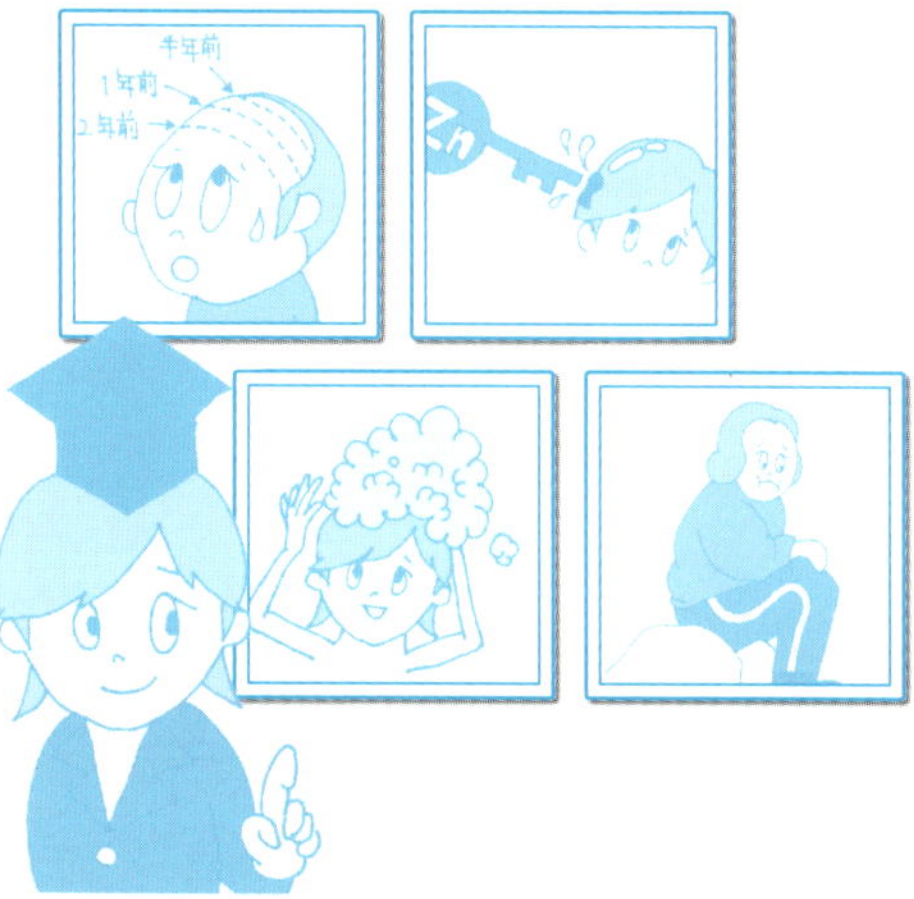

増えれば当然若返る

ホームレスはハゲが少ない？

私は、髪の毛の事で、疑問に思っていた事がありました。それは、【サラリーマン】に比べて、【ホームレス】の方が、圧倒的にハゲ率が低いのです。ただ、髪の毛を切らないから？このような疑問から、何事も試さずにはいられない私は、【ホームレス】になって、実際のところどうなのか確認してみる事にしました。が、寒さに勝てず5時間程で断念…。家に帰って、暖かい布団の中で考え、ついに一般人との違いを見つけたのです。それは、髪の毛の【洗い方】にあったのです。

私の調査では、自分の頭が油ギッシュだと思い込み、洗い過ぎて【頭皮が炎症気味】の人が非常に多かったのです。油ギッシュだろうという固定概念により、洗浄力の強いシャンプーでゴシゴシと洗いすぎた結果、【頭皮を炎症】させ、抜毛を招くという悪循環の人が多いように思います。

格言

「思い込みで洗うな！」

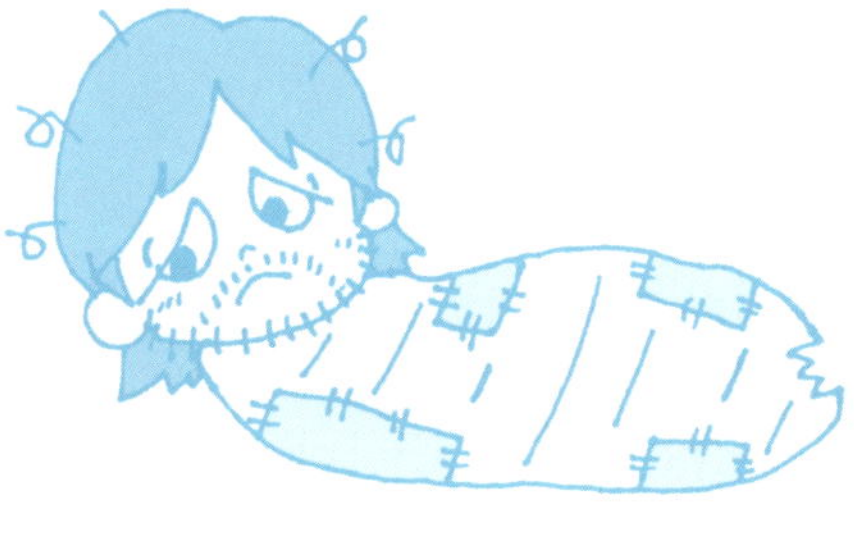

そもそも何故ハゲるのか？

理由は、生える量より、抜ける量が多くなったからです。1～2日で一気にハゲる事はなく、じわりじわりと徐々にハゲます。

では、改善策は？気になる人も、多いのではないでしょうか？

実は、とても簡単なのです。それは、抜ける量を、生える量が上回ればいいのです。【抜ける原因の追及こそが、一番の近道】という事です。それでは、抜ける原因とは何でしょうか？

①【栄養不足】
②【頭皮の炎症】
③【男性型脱毛症】
④【ストレス】

といった理由が主なものです。

これらの原因により、通常なら【5年】くらい伸び続ける髪の毛の成長期が【1年】、あるいは、もっと短くなり、すぐ抜け落ちてしまうのです。成長期が短いという事は、髪の毛が十分に成長出来ず、毛根も太く深いものになる前に休止期に入ってしまいます。その萎縮した毛根から、約3ヵ月後に新しい毛が生えてきたとしても、【1年も経たないうち】に、また抜けてしまう。この繰り返しです。

つまり、【成長期↓退行期↓休止期】を繰り返すヘアサイクルの周期が、早くなった状態がマズイのです。

格言

「ハゲは1日でならず！」

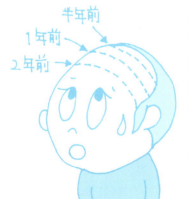

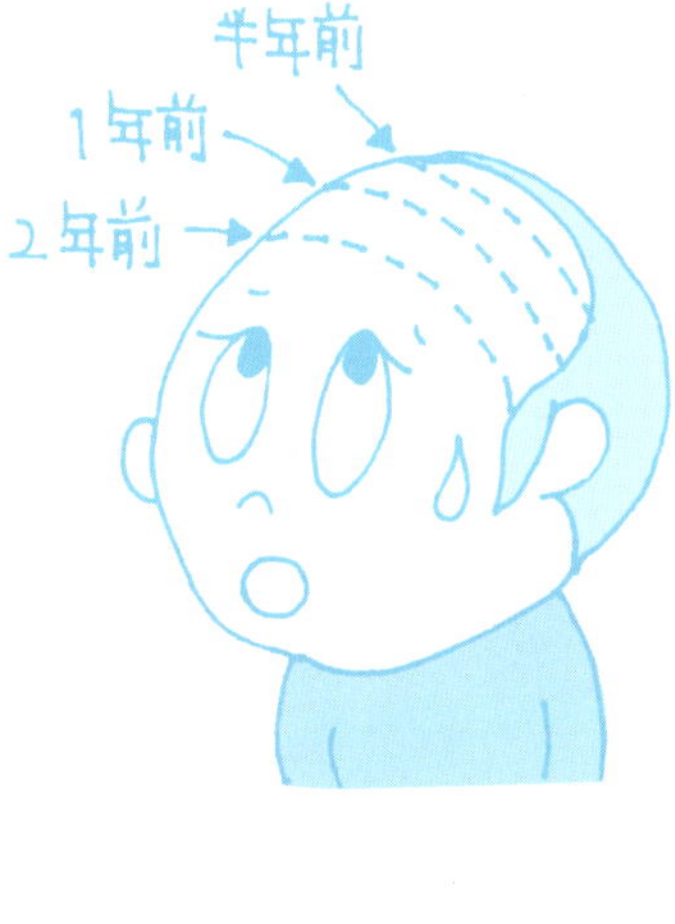

◆ ヘアサイクル（毛周期）

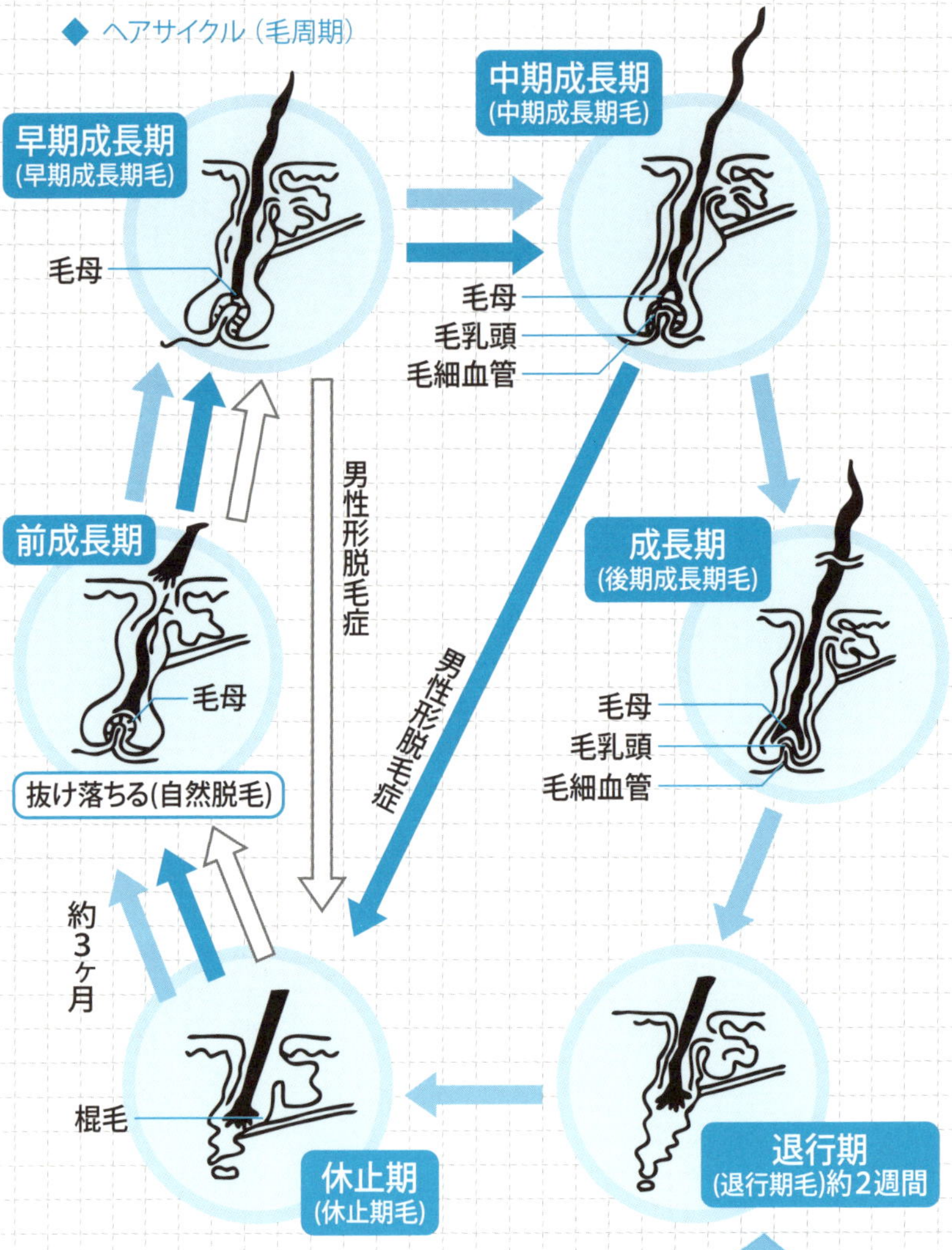

※男性型脱毛症…サイクルが短縮され、
「硬毛の軟毛化」が起こる。

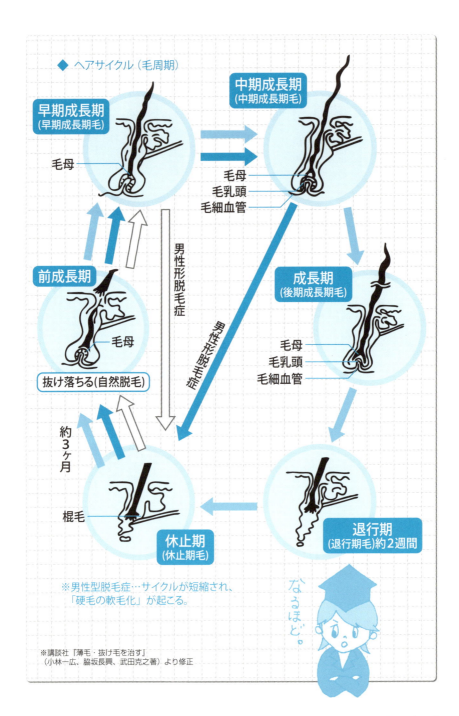

※講談社『薄毛・抜け毛を治す』
（小林一広、脇坂長興、武田克之著）より修正

男らしさがアダとなる?

男性型脱毛症の原因は、【※ジヒドロテストステロン】という物質である事がわかってきています。この、ジヒドロテストステロンとは、男性ホルモンの※テストステロンが、※5αリダクターゼという還元酵素によって【変換されて出来る体内物質】です。いわば、【男らしさ】が原因となり「硬毛の軟毛化」等の悪さをしているのです。

では、何故【頭頂部】と【おでこ】からハゲるのか? それは、【ホルモン】の影響です。一般的にハゲやすい部分は、【男性ホルモン】が支配しており、ハゲにくい(後頭部や側頭部)部分は、【女性ホルモン】が支配しています。つまり、男性ホルモンの影響を受けるからハゲるわけです。確かに、ニューハーフの人達は、ハゲ率が低いですよね!?

格言

「男の中の男ほどハゲんのか!?」

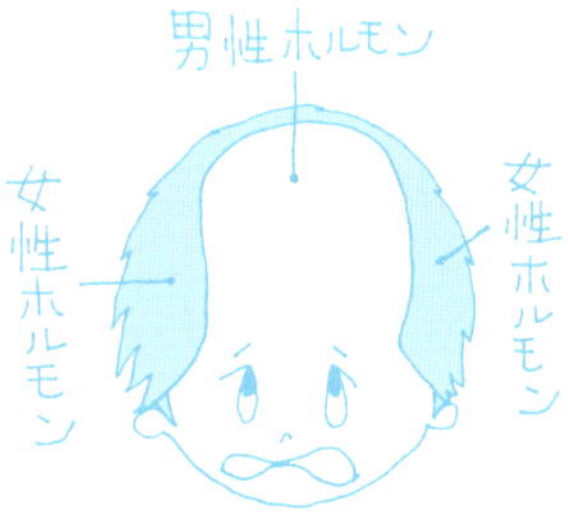

同じ家系、同じ血液型なのに…?

私の父親は【剛毛】で、祖父は【薄毛】でした。同じ兄弟でも、同じ親子でも…。

このように、遺伝の影響は勿論受けやすいのですが、それだけではない事を、私の【祖父と父親】が証明しています。そして、私は独自の研究で、ついにわかったのです。それは、頭の形が丸いとハゲやすいという事です。【頭皮つっぱり応力】の影響といえるかもしれません。つまり、髪の栄養は、毛細血管から運ばれますが、そこが【萎縮】していると、栄養がいきにくくなるのです。自分の髪の毛を引っ張ってみると違いが分かります。側頭部の髪の毛は、引っ張ると伸びる（頭皮が盛り上がる）のに対し、頭頂部や前頭部の髪の毛は、引っ張ってもあまり伸びないのです。これが、【頭皮つっぱり応力】です。祖父は丸頭、父親は四角頭。この頭の形が【明暗】を分けたのです。残念ながら、私は祖父似です。だから、一生懸命頭皮をマッサージして、萎縮を抑える必要があるのです。マッサージの仕方は、難しく考えずに、頭蓋骨と頭皮を剥がすようなイメージで行って下さい。

格言

「頭皮を頭蓋骨から引き離せ！」

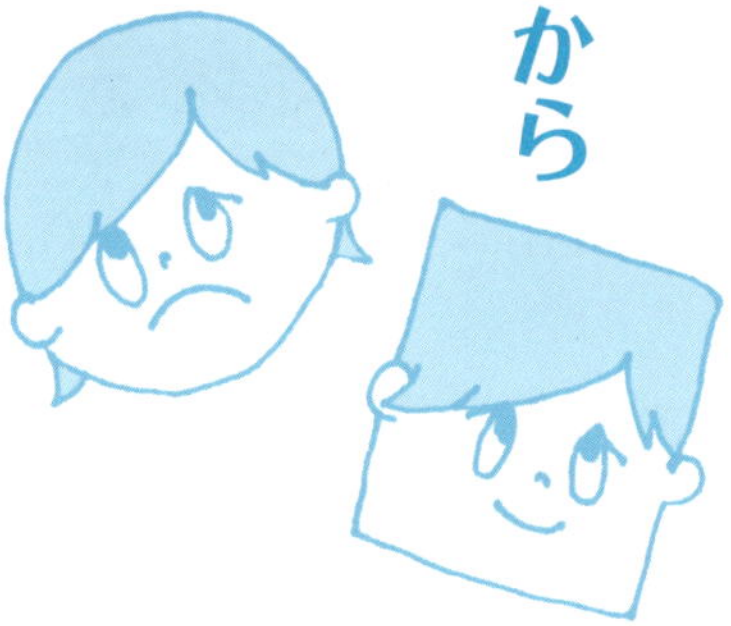

洗い方で気を付ける事は？

私の調査では、洗浄力の強いシャンプーを、泡立てもせずに、【おでこから】洗いだす人は、おでこからハゲ上がっている人が多く、【頭頂部から】洗いだす人は、頭頂部からハゲている人が実に多かったです。特に、市販のシャンプーは、洗浄力の強いものが多いので、必ずよく泡立てて、しかも、ハゲにくい【側頭部】から洗うようにして下さい。何故なら、頭皮が炎症を起こす原因として、洗浄力の強いシャンプーの刺激と、そのシャンプーの洗い残しがあげられます。ですから、洗う事よりも、よく【すすぐ】事を一番に心掛けて下さい。シャンプーには刺激の強い成分も入っていますから。

格言

「洗いよりすすぎ！」

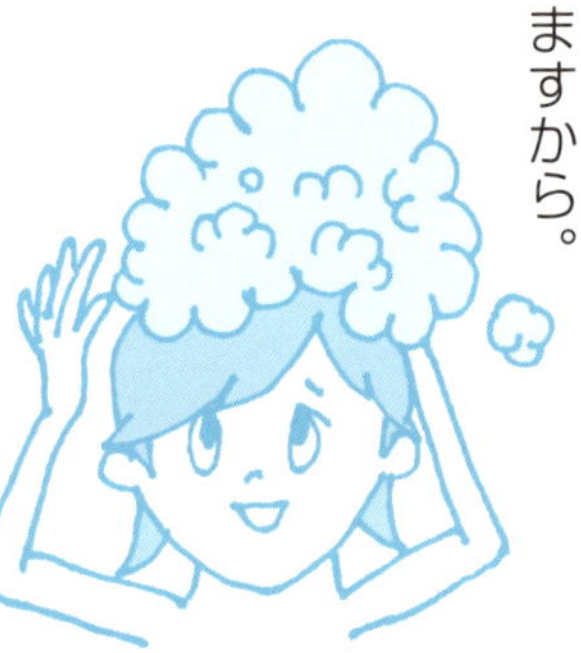

髪の毛に必要な栄養素は？

早速、発表します。
【ビタミンB_1】
【ビタミンB_2】
【ビタミンB_6】
【ビタミンB_{12}】
【ビタミンC】
【ビタミンE】
【ビオチン（ビタミンH）】
【葉酸】、【亜鉛】、
【マグネシウム】
【たんぱく質】（必須アミノ酸を含む良質なもの）
【コエンザイムQ10】
【α－リポ酸】
これらが重要な栄養素です。なかでも、【亜鉛】がカギを握っています。

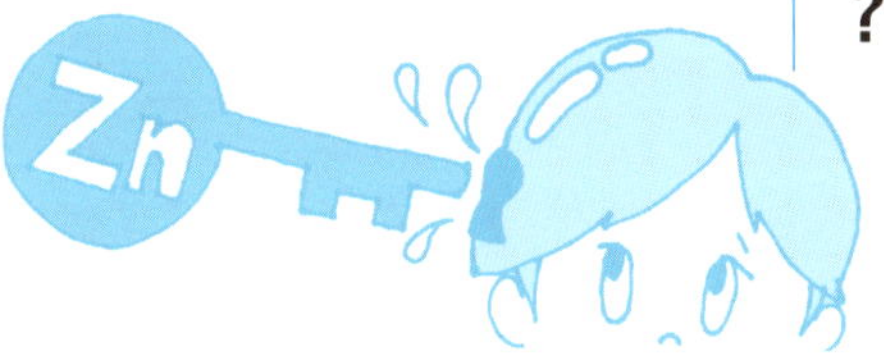

格言
「髪にも栄養を与えよ！」

用語辞典

テストステロン
男性に多く分泌される男性ホルモンの一種。生殖機能やヒゲ、体毛の成長、筋肉や骨格の形成にも働く。

ジヒドロテストステロン
アンドロゲンに属するステロイドホルモンで、男性ホルモンの一種。脱毛を引き起こす直接的な原因となる可能性もある。

5αリダクターゼ
テストステロン（男性ホルモン）と結び付いて、ジヒドロテストステロンに変換する働きを持つ酵素のこと。

最後は髪頼みの薬？

【現代医療】として、全ての髪の毛を女性ホルモンの支配下に置くのではなく、【ジヒドロテストステロン】の増加を抑えることからアプローチする方法があります。その薬がフィナステッド（商品名…プロペシア）です。

実際に飲んでいる人を何人も知っていますが、私の感想は「凄い」の一言です。結構なハゲが治ります。私は飲んでいませんが、将来ハゲてきたら飲もうと思う程です。それ程、【効き目】がある薬だと思います。

しかし、男性型脱毛症の人で、この薬を飲ませても、【髪の毛が生えて来ない人達】がいました。その人達に共通していた事、それは、【頭皮の炎症】だったのです。つまり、頭皮がサビていると、髪の毛が生えて来ないのです。

格言

「頭皮をサビさせるな！」

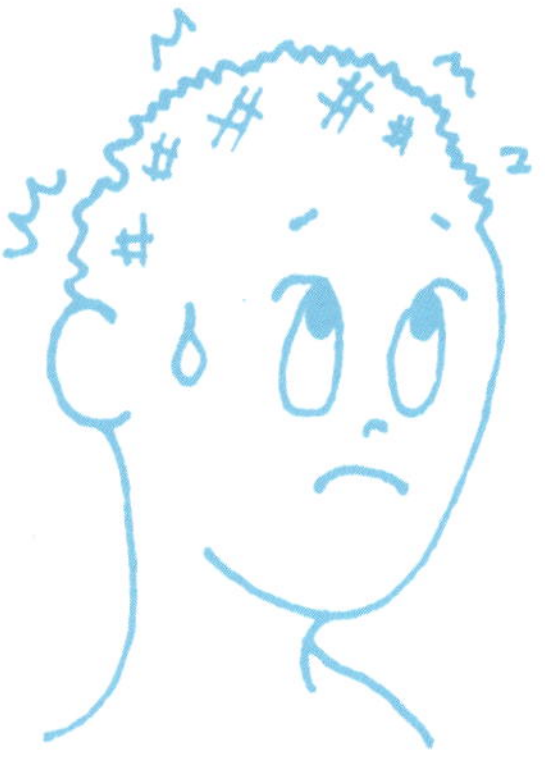

第5章

身長編

（過去の過ちを反省し、青春時代のように若返る）

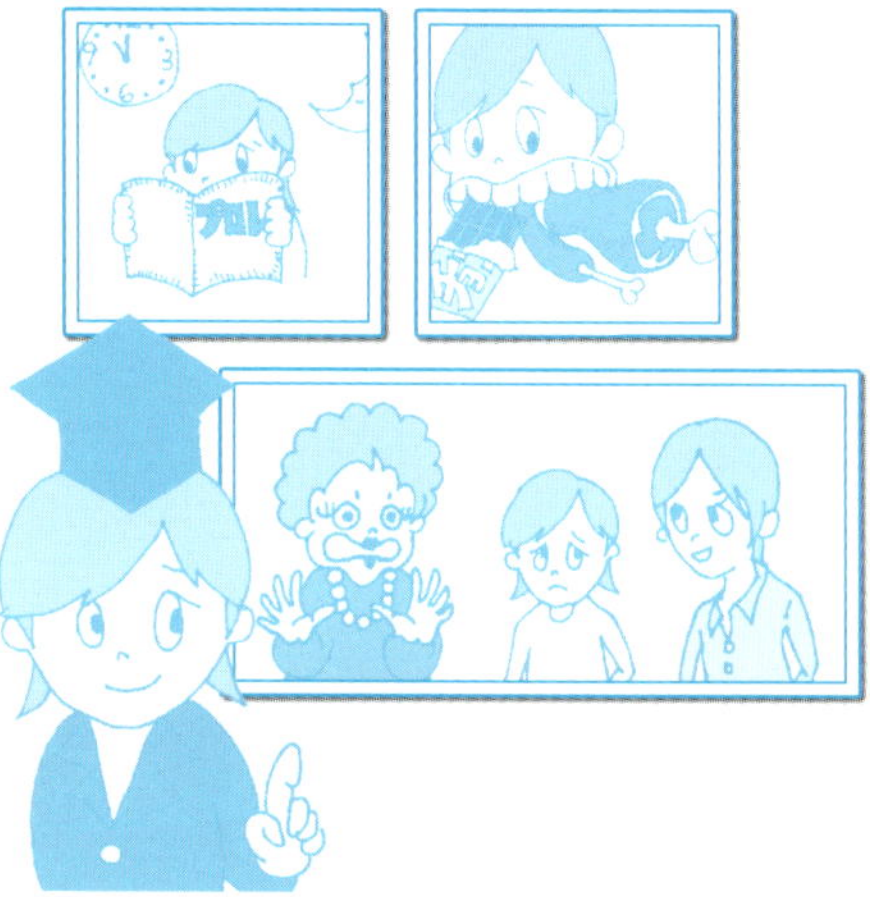

身長編（過去の過ちを反省し、青春時代に若返る）

ナカライ兄弟が証明？15㎝もの差が…！

【身長】を伸ばせるのは、20代前半くらいまでというのが、私の見解です。一度、【※骨端線】が出来てしまうと、それから伸ばす事が難しいのです。ですから、【成長期】のお子さんが、高身長を望むのなら、これからお話しする事を教えてあげて下さい。遺伝の影響はせいぜい【20％～30％程】です。何故なら、私たち兄弟が証明しています。私は167cmなのに対して、弟は182㎝もあるのです。同じ家で、同じ食事で育ったのに、どうしてこれだけの【身長差】が出来たのか、とても不思議でした。しかし、私は、とんでもない【過ち】を犯してしまっていたのです。それが、【15㎝】もの差を生んでいたいのです。今さら悔やんでも遅いのですが、もし、私も182㎝あったなら、きっと違った人生になっていたと思います。

格言
「悔やんでももう伸びない？私の身長！」

【私】と【弟】の違いは？

まず、【性格】が違います。
私は、ものすごく内向的で人見知りなのに対し、弟は、社交的ではないが、内向的でもなく、人見知りでもない。これが、身長に関係するかは分かりませんが…。少年時代に【好き】だった事は？

私は、【プロレス】で、弟は【格闘技】。ここで違いを発見しました。私は、難しいプロレス技を勉強する為、夜更かしをして【プロレスの漫画】等を読んでいました。しかし、弟は、昼間に実践的な格闘技の練習を行い、22時には寝ていました。この違いが重要だったのです。【寝る子は育つ】といいますが、成長期中は、絶対に22時前に寝る事をお勧めします。何故なら、寝ている間に、【※成長ホルモン】が出るからです。私の身長が止まってしまったのは、【夜更かしの影響】が大きかったのです。

格言

「夜更かししていた私が悪い！」

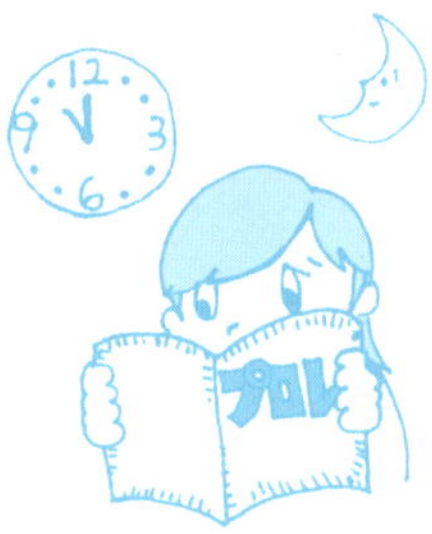

用語辞典

骨端線
骨端付近に存在する軟骨層で、骨の長軸方向の成長に関与。

成長ホルモン
成長ホルモンには成長に関する作用と代謝をコントロールする作用がある。

◎成長ホルモンには成長に関する作用と代謝をコントロールする作用がある。22～2時、または眠りはじめてから3時間が多く分泌されるといわれている。

いつまでも伸びると思うな。髪と身長!

それだけではなかったのです。

弟は、とにかく【牛乳】をよく飲んでいました。それに比べて、私は【ジュース】派でした。牛乳なんて邪道だと思っていました。数年後、この差が歴然と現れたのです。

こう見えても、私は小学生の頃、足が速くて学校で一番でした。同級生の親の間でも、私といえば、【足が長くて速い子】と覚えられていました。そして、兄弟でいる時に、何年か振りに同級生の親と出くわし、こういわれたのです。「やっぱり、ナカライ君は大きくなったね。足も長いし」…弟を私だと思い込んでいたのです。苦い思い出はこれくらいにしておきます…。

私たち兄弟だけの事例ではなく、【統計的】に見ても、【牛乳を多く飲んだ人】と、【牛乳をあまり飲まなかった人】を比較した結果、前者の方が、背が伸びたという事実が報告されています。

厳密にいうと、牛乳ではなく、牛乳に含まれる【MBP®】が骨にカルシウムを吸着させる作用があるという事です。つまり、その成分を多く摂った差が15㎝という身長差に現れたという事です。

格言

「身長は自分で伸ばせ!」

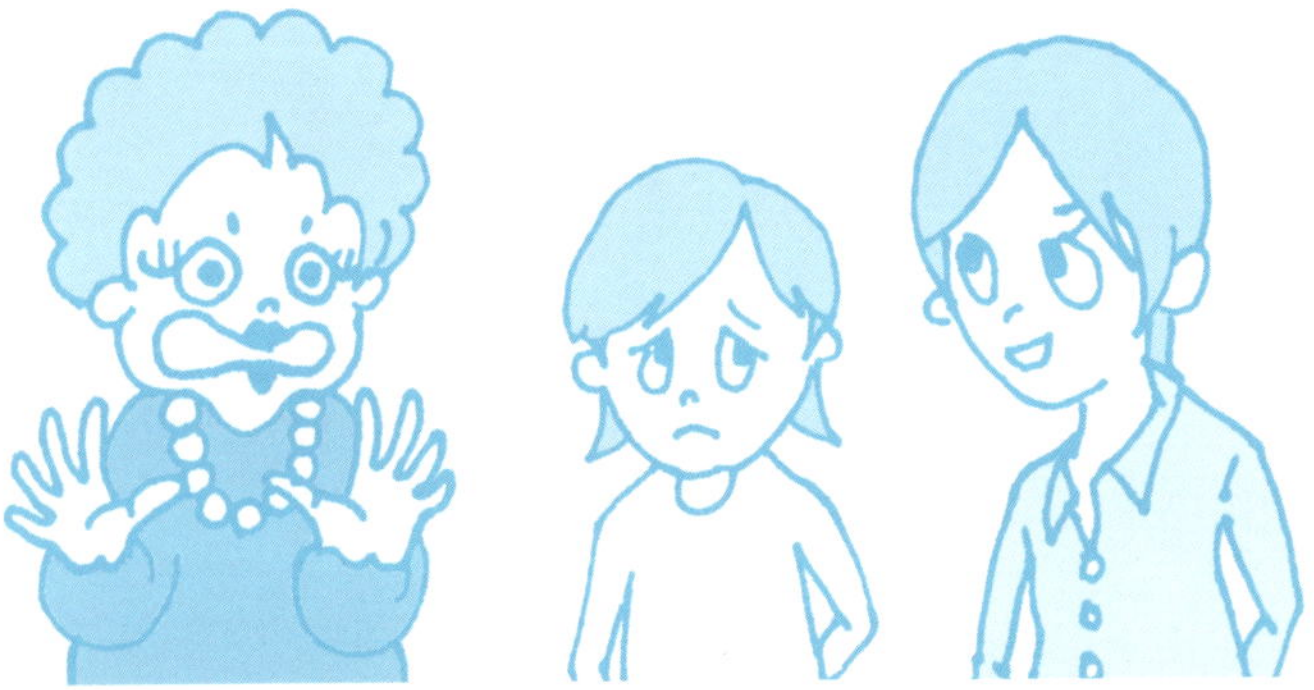

サラダのせい？

実は、もう一つ心当たりがあります。
私は、好き嫌いが激しく、食卓に並べられたものの中から【好きなもの】しか食べませんでしたが、弟は、身体作りの為、バランス良く色々なものを食べていました。私は、30歳を過ぎるまで、サラダを食べた事がありませんでした。今思えば、かなり偏った食生活だったと思いますが、この差が身長に出たのだと思います。同じ食卓でご飯を食べても、好きなものしか食べない私と、好き嫌いはあるものの、身体作りの為、色々なものをバランス良く食べていた弟。野菜の大切さが今になってわかりました。

格言

「好き嫌いした自分が悪い！」

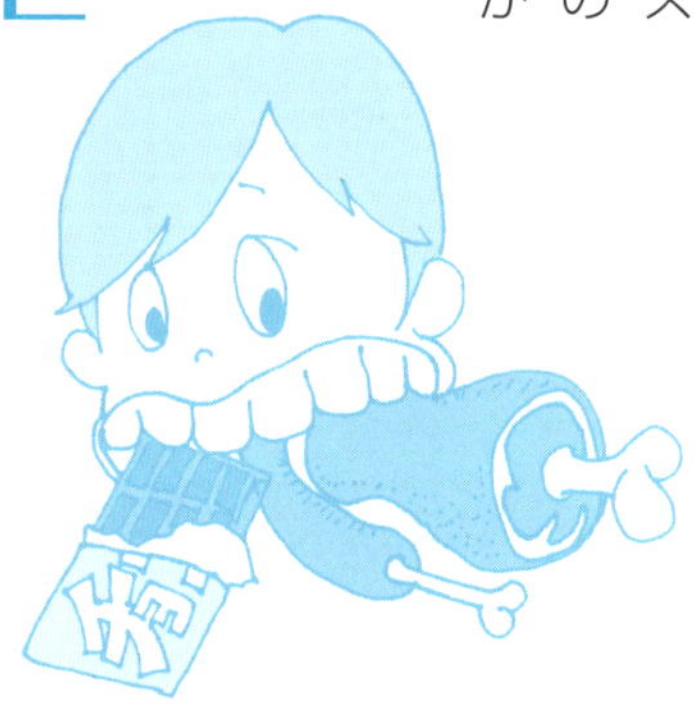

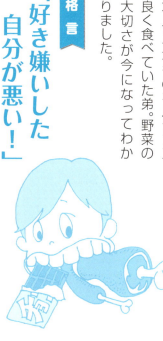

ポイント

プロレス
リング上で主に観客へ見せることを目的とした攻防を展開する、格闘技を基本とした興行色の強い試合のこと。もしくは、その試合を複数展開することにより開催される興行のこと。

MBP®
牛乳や母乳に含まれる、タンパク質の一部。

第6章

ストレス編
（悩みが解消されれば、気持ちが若返る）

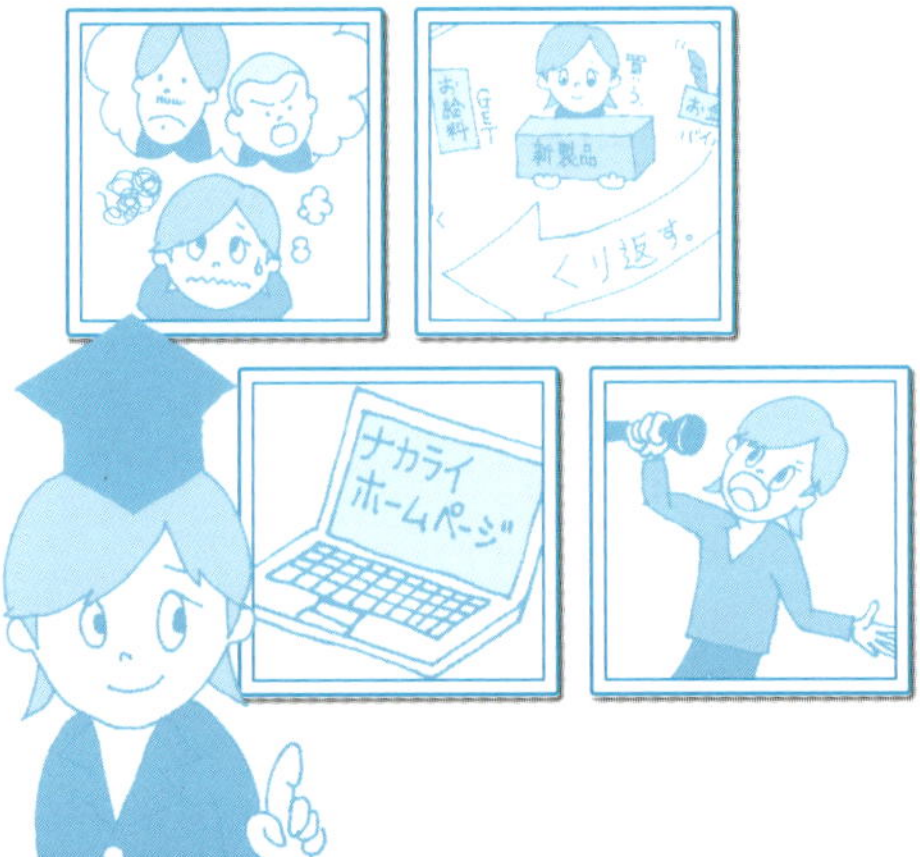

ストレス編（悩みが解消されれば、気持が若返る）

ストレスって何ですか?

あなたにとってストレスって何ですか?

私が思うに、【ルックスに関するコンプレックス】・【人間関係】・【金銭的な事】これら全てがストレスの対象になると思います。ストレスとは、一時ではなく根本から絶たないと本当の意味では解消されません。

それでは、ストレスを根本から解消するにはどうしたら良いのか。まずはその「根本」を考えてみましょう。

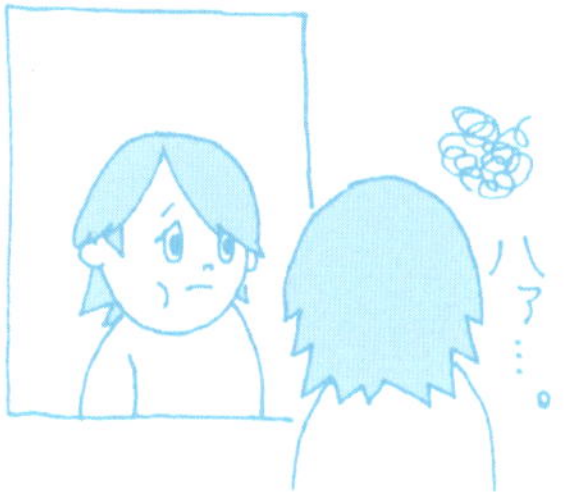

【ルックスに関するコンプレックス】

こちらは、第一章、第四章で既に述べておりますので割愛致します。

【人間関係】

例えば、職場での人間関係に悩んでいた場合などは、究極の話をしますと職場を変えない限り解決出来ません。しかし、結局どんなに職場を変えたとしても、自分とは合わない人間はいるものです。

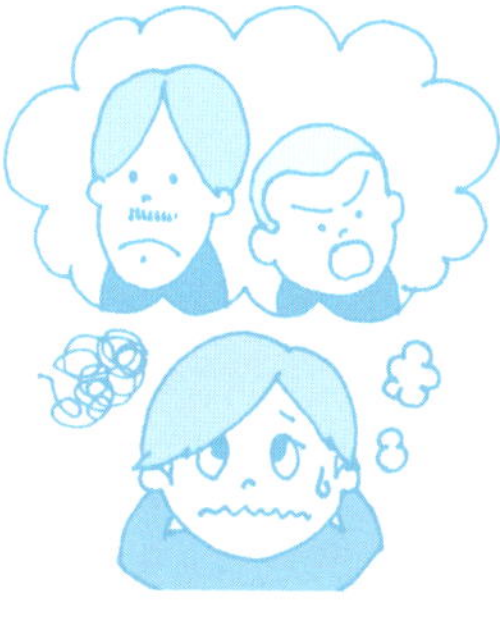

【金銭的な事】

これは、「今の収入ではやっていけない」「会社の将来を見ても給料が上がる要素がない」などがあると思います。しかし、この不況の

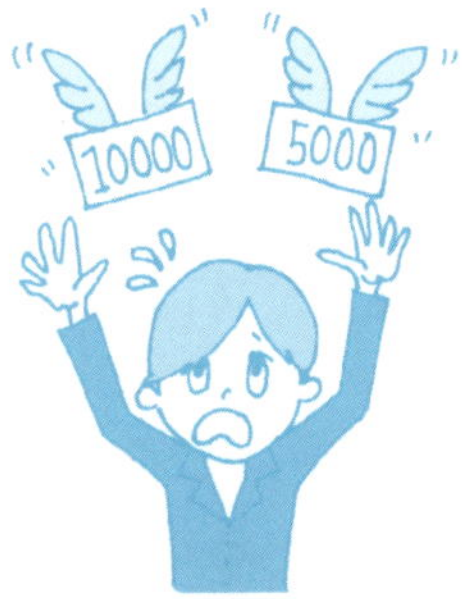

中、安定収入を捨てて新しい職を探す事は気が引ける、かといって休みの日や仕事が終わってからバイトをする気にはなれないなど、どう考えても解決に至りません。

悲劇は突然やってきた

このように、どうして良いかわからない状況事態がストレスの「根本」ではないでしょうか。それでは、私がどのようにしてこれらのストレスを解決したのか、実体験を交えてお教え致します。

その時はある日突然やってきたのです。風邪ひとつ引いた

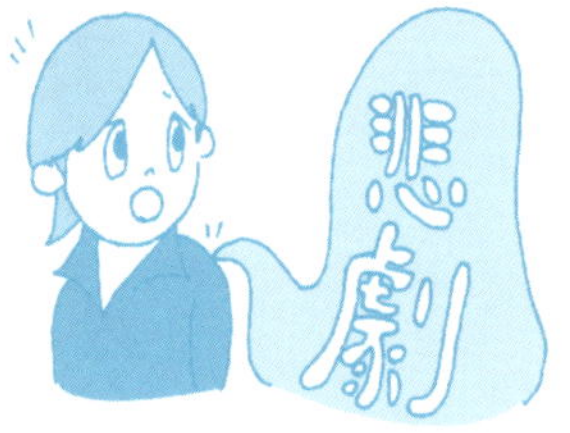

ポイント
金欠病。
金がなくて困っていることを病気になぞらえていう語。

事のなかった私の父が、具合が悪いと言い病院へ検査に行ったのです。具体的な症状は、物が5重に見えとにかく目が回るというものでした。すぐにCTをとり、脳検査をしてもらったのです。結果は異常なし。私達は安心しました。

しかし、その日に悲劇は起こったのです。脳に異常がないと言われた【その日に】です。病院から戻ってきた父は、脳に異常がないと言われたので、いつもどおり事務所で納品書を書き始めました。

しかし、その姿は私から見ても【異常】なものでした。体が左右に揺れており、焦点が合っていない為、字が書けない。あまりにもおかしいと感じたので、仕事を代わり父には休むように伝えました。その2時間後です。母の悲鳴で駆け付けた私が見た父は、目が開いており、口からはよだれ、意識はほとんどなく、体は麻痺して、尿失禁している状態。その時の父の姿は、今でも忘れられません。病名は【脳幹梗塞】。父は、4ヶ月もの間意識が戻らなかったのです。その後、母の懸命なリハビリのおかげもあり、元気を取り戻しました！両親のがんばりで、父は今では毎日囲碁将棋を楽しめる程回復しております。

父が病院で異常がないと言われたその日に倒れた事で私は思いました。健康は自分で守らないといけない。

バトンタッチ

それでは、なぜ父は58歳という若さで【脳幹梗塞】になったのでしょうか。

それは、間違いなくストレスが原因だったのです。父は、あまり人に相談するタイプではなかったので、売り上げ減少により、赤字になっている会社の経営について1人で悩んでいたのです。このストレスの原因に、私は全く気付いていませんでした。そして、そのストレスは私にバトンタッチされたのです。重圧はかなりのもので、眠れない夜は1度や2度などではなく、うなされる日々が続きました。

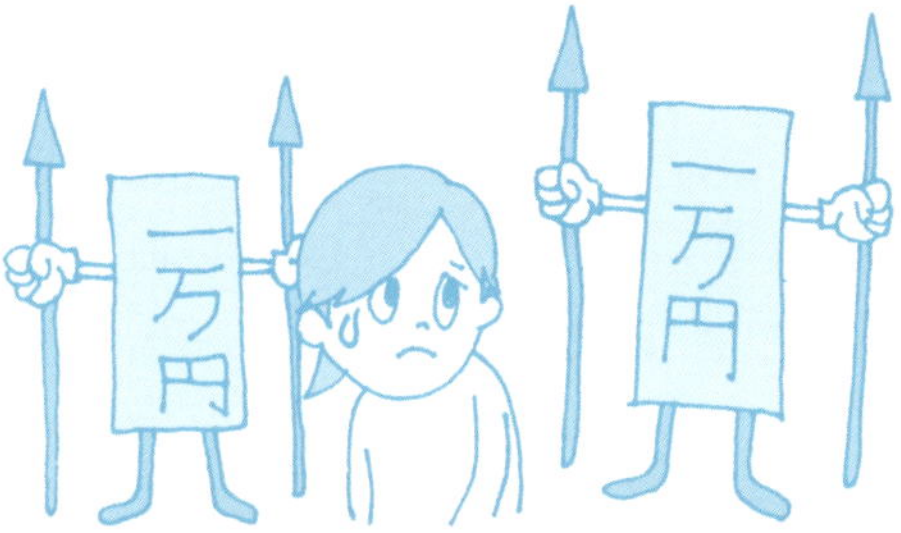

私が受け継いだ「有限会社半井鍍金工業所」は、昭和35年に祖父が設立した電気鍍金業で、主にエレベータ部品、電子機器等の鉄製品に錆止めメッキを行っていました。

しかし、仕事は忙しいのに、収入より支出が多い。サラリーマン経験しかなかった当時の私には、働いているのに赤字になる事がまったく理解出来ませんでした。そして、毎月の支払いはまったなしでやってくるのです。お金に追い回される毎日。本当に嫌なものです。私は、一大決心のもと売り上げを上げる為、苦手な飛び込み営業に出かけたのです。

結果は惨敗。

こちらから何の戦略もなく飛び込み営業にいったのでは、しかも、若造の社長が来たのでは足元を見られ、相手の言いなりになってしまう。

つまり、相手のホームであり、こちらは完全なアウェー状態だったのです。その上、私は【極度の内気】であり、【人見知りが激しい性格】な為、営業活動をする事で、更にストレスが溜まっていったのです。そこで私は考えました。こちらのホームにお客様を引っぱり込む方法はないか。お客様から「お願いします」、「ありがとうございました」といわれる商売って何だろうと。一般的に医者や弁護士など、いわゆる先生と呼ばれる方々はお客様からこのような事をいわれます。かといって、今から簡単になれる職業ではありません。では、この方々の共通点は何だろう。

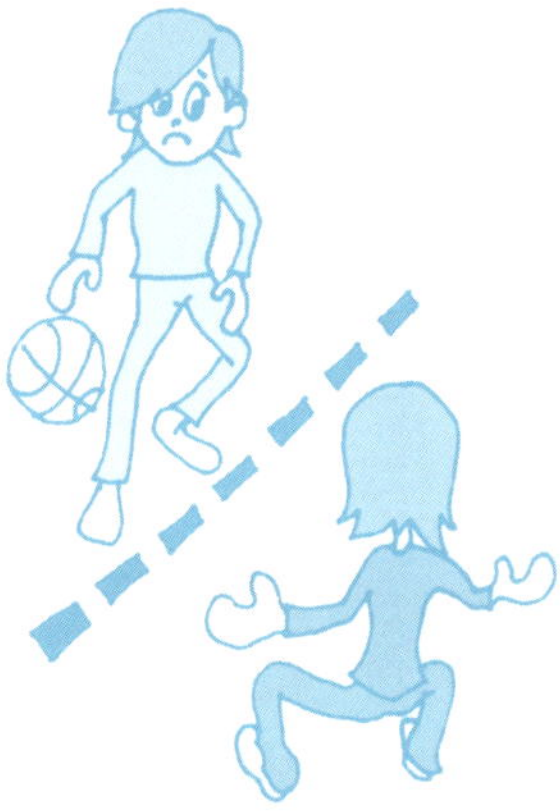

ここで、私は一つのヒントを見つけたのです。

それらは、お客様から、つまり、お金を払う側からわざわざ訪ねて来る仕事だという事です。ここからが、本当の戦いの始まりでした。

自分らしさの追求

今までのやり方では駄目だ。私はそう感じ、考え方を変え、自分らしさを追求しようと思ったのです。まずは、自己分析から始めました。皆さんも自分を理解する為、自己分析をしてみて下さい。

私の場合はこんな感じです。

・性格… 内気、内向的
・やりたくない事… 営業、お客様のご機嫌取り
・苦手な事… 人とのコミュニケーション、お酒の席
・得意な事… 想像、企画
・好きな事… 格闘技観戦
・今の仕事… メッキ職人（金属の錆止め）

では、私のやりたい事だけをして、しかも需要があり、やりたくない事をやらなくて済む仕事。それでいて、現在の設備を利用し、出来るだけ支出が少なく済む事とは何かを考えたのです。来る日も来る日もストレスと戦いながら考えだした答え。それが、【メッキ工房NAKARAI】だったのです。

メッキ工房NAKARAIの誕生

営業や人とのコミュニケーションにストレスを感じていた私は、「ホームページを制作し、インターネットを利用して全国の個人のお客様から直接仕事を受注し、バイク部品にメッキする」というビジネスプランを考えました。

バイク部品へのメッキならば、個人のお客様を相手に仕事が出来る。しかも、この方法ならば、新たなストレスを感じる事はありません。

なぜなら、ホームページが私の代わりに営業をしてくれますし、コミュニケーションはメールで行い、商品の受発注は宅急便を利用するので、人

と直接会わなくても良いからです。

【史上〝最鏡〟のメッキ集団】このキャッチフレーズはすぐに決まりました。響きが良く、インパクトがあり、文字を見るだけでイメージがしやすいと思いませんか?人に響き、イメージが出来るキャッチフレーズが大切です。自分から売り込みに行くのではなく、興味のある顧客が自ら手を挙げる仕組み、いわゆる「※ダイレクト・レスポンス・マーケティング」を行う事によってセールスが下手な人でも、ストレスなく顧客を獲得する事が出来るのです。このようにインターネットを使えば、今までは大手企業が【独占】していた情報発信を個人レベルで【発信】出来るのです。ちなみに、私が作ったホームページのアクセス数は「メッキ工房NAKARAI」が、ホームページ、ブログなどのSNS合計で1日に3000件以上、「さびとり健康法」は、1日に約5000件です。インターネットの普及がもたらしてくれた【恩恵】です。私は会社経営において「小よく大を制す」（個人企業が大企業と互角に戦う）事

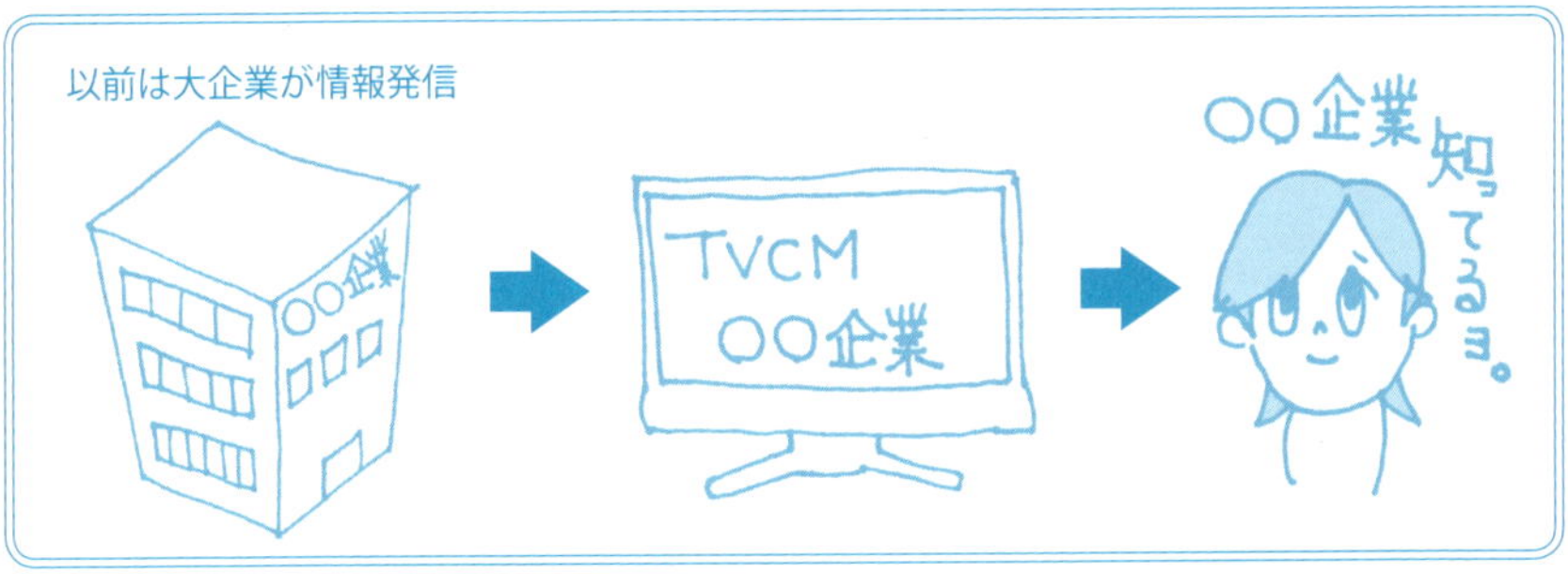

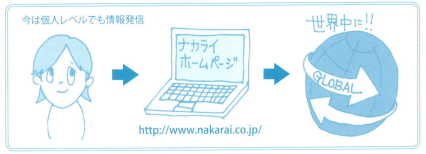

を、インターネットやホームページを利用して真剣に考えています。

メッキしたバイク部品を写真に撮り、史上〝最鏡〟のメッキ集団のキャッチフレーズとともに最初の広告を打ちました。たったそれだけで、反響は凄いものでした。そして、すぐに仕事が決まったのです。私の読みは当たり、需要がある事がはっきりとわかりました。

自分をプロデュースする

今の状況を変えたいのならば何かをやらないと始まりません。今現在の結果は、過去がもたらしたものなので、未来を変えたいのであれば、今を変えなければならないのです。そして、一番重要なのは【何を選択するか】。自分が出来ない事を選んでしまっては何も変わりません。変

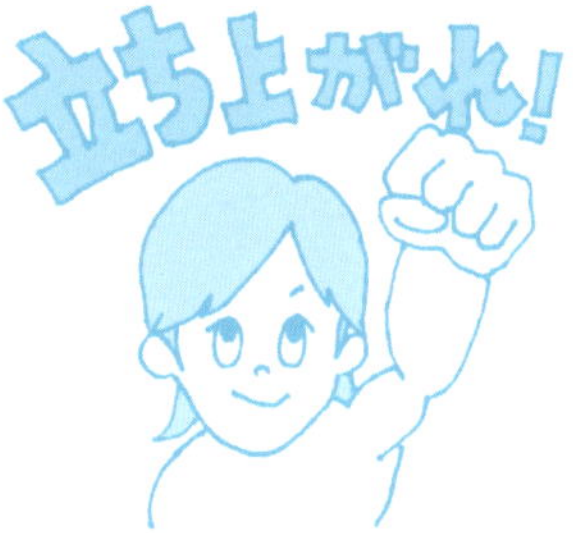

える事ができません。変える事が出来る何かを選ぶ。その為には、【己の武器を分析する必要】があります。
そして、《自分を最大限に活かせる方法を身に付ける》事が大切なのです。それは、サラリーマンであっても、大企業の経営者であっても、自営業であっても、皆同じだと思います。これからの時代は、大企業に勤めているから、または公務員だからといって安泰である保証は決してありません。大企業といえども、明日にはどうなるのかわかりません。誰も守ってくれないのです。
こんな時代に自分を守れるのは【自分自身だけ】という事を自覚して下さい。すこし大袈裟ですが、私は「いつ」「どこで」「どんな状況」になっても生きていける能力を身に付けなくてはいけないと思っています。その為には、【自分を知り、自分の技を磨き、自分を高く売る】必要があります。つまり、自分で自分を【プロデュース】する必要があるのです。

需要を探す

実は、バイク部品へのメッキに関して、私は自信があった訳ではありません。先にも言いましたが、主にエレベータ部品、電子機器等の鉄製品に錆止めメッキを行なっていましたが、バイク部品へのメッキは行なっていませんでした。ただ、思った時に行動する事が大切なのです。需要があるかどうかもわからないのに、時間をかけて悩んでいても仕方がありません。出来ないよりも先に、まず需要があるかを確認しなくては何も始まりませんから。

私の場合、お客様の反響で需要が確認出来た事が一番の収穫でした。おかげさまで、今ではホームページ経由で月に約３００万円の売り上げがあります。私の営業に関してのストレスは、インターネットによって見事解消されました。ホームページとは、作れば良いというものではありません。少なくとも、インターネットサイトの制作会社とある程度対等に話す事が

用語辞典

※ダイレクト・レスポンス・マーケティング

標的消費者として慎重に選ばれた個人あるいは法人から直接反応を獲得し、リレーションシップを構築していくマーケティングの方法。

出来るくらいの知識が必要です。あなたも、ホームページを利用して何か新しい事を始めたいと思った時は、私に相談して下さい。親身になってアドバイス致します。

話は戻りますが、月に300万円以上の売り上げを上げているメッキ工房NAKARAIも決して順調というわけではありません。

なぜなら、やり続けないといけないからです。仮に1ヶ月でも受注がなければ、たちまち経営は傾いてしまいます。手間商売の為、これ以上の売り上げを上げるとなれば2号店、3号店と拡大路線に走るか、単価を上げるしか方法はありません。

しかし、この不景気の中、拡大路線に走るのはリスクが大きすぎます。また、単価を上げるにしても限度があります。私は、この手間商売では限界があることを実感しました。

【仕事をする→お金が手に入る→お金を使う→お金がなくなる→仕事をする】

働いたからお金をもらう。当たり前の事ですが、

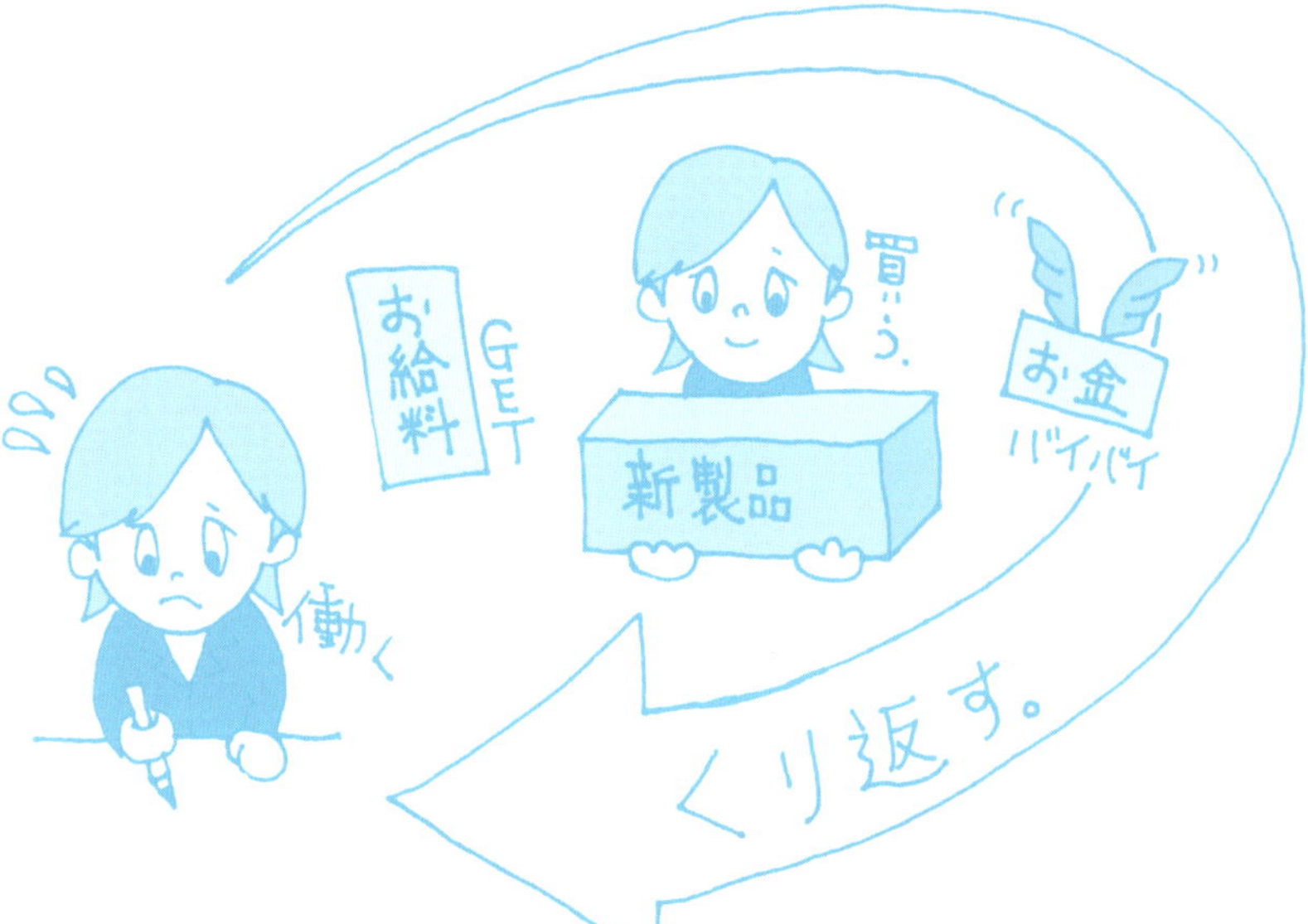

これでは手間賃をもらっているだけで、安定した収入とはいえません。「今の会社をクビになったらどうしよう」、「会社が潰れたらどうなってしまうのだろう」。このような不安は誰もが抱えていると思います。その不安を取り除くには、やり続ける仕事(手間賃)をしながら、手間賃以外の事も考えなくてはいけません。皆さんもご存知の通り、突然仕事がなくなる事は、今では決して珍しくはないのです。1つの収入だけに頼っていたのでは、いつどうなってしまうのかわかりません。ですから、今の仕事をしながら、別の仕事もした方が良いと思います。

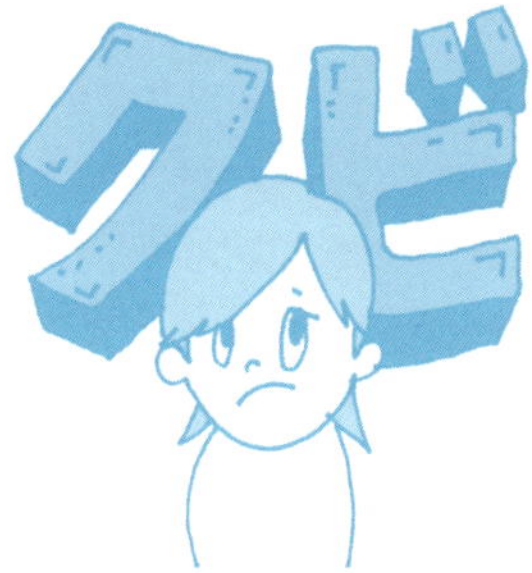

効率的に稼ぐ方法

私が工場経営をしていて思ったのは、売り上げを上げる為に、工場経営で規模を広げて会社を大きくしようと思った場合、究極はトヨタ自動車を目指さなくてはいけません。品質を高め、コストを抑え、工場・人員を増やし、売り上げを上げる。会社が生き残っていく為に当然の事ですが、この方法では、【時間】も【お金】も【人手】もかかります。大企業だからこそ出来る事だと思っています。では、個人レベルでお金を稼ぐのに最も効率的な方法とは。

私の経験から

【1. 出来るだけ複数の収入源を持つ事】

サラリーマンの方は、今の仕事をしながら、別の仕事をした方が良いと思います。私の場合は、半井メッキ(本業)をしながら、メッキ工房NAKARAI(当初は副業だが今では本業)、メッキ保護剤の「メッキング」・サビ取り剤の「サビトリキング」販売(当初は副業だが今では本業)、さびとり健康法(副業)を展開しています。私が開発したメッキング&サビトリキングはおかげさまで大好評で、もともとの本業（半井メッキ）以外の副業から始めた3部門合計で月に合計1000万円以上売り上げが伸びました。

【2. 商品に魅力がある事（お客様目線で）】

私の場合は、【最鏡メッキ】、【メッキング】、【サビトリキング】、【さびとり健康法】ですが、いずれも最初は案→需要を探る→技術を磨く→結果がついてくるという流れです。重要なのは、需要があるかないかです。ただし、この需要は世の中のタイミングがあるので、今は需要がなくても、数年後にはヒット商品になるものもあります。

要は需要とタイミングなのです。

【3. 全く投資がない、もしくは少ない投資で済む事】

私の場合は「さびとり健康法」は設備投資がほとんどかかっていません。かかった費用といえば、自分への実験費用、ホームページ製作費用、サーバー費用、書籍費用、広告費用くらいです。工場経営していてつくづく思うのは、設備投資が大変だという事です。それに比べると「さびとり健康法」は比べものにならないくらい投資費用が少ないのです。

【4. 社員を必要としない事】

私の場合は「さびとり健康法」は私1人で、手が空いている時間を利用して運営しています（1日2時間程度）。人を新たに雇い、人件費を払う事になると、かなりの負担になります。

【5. 大多数の人を対象にする】

先にもお話した通り、ホームページを利用する事で、1人で1日に5000人を相手に営業しています。

【6. 期限を設ける事】

限られている事ではなく、消耗品的なものを選ぶ事が重要です。

【7. 労働時間を短縮させる事】

以上のことが全てではありませんが、これが私の追求した【少ないお金で効率よく稼ぐ答え】です。単純計算ですが、月に200万円稼ぐとすると、時給1000円の場合、1日に66

時間働かなくてはいけません。また、月20日勤務、1日8時間労働で200万円を稼ぐとすると、時給1万2500円の計算になります。この考え方だと、1対1の手間商売ではなく、1人対10000件の人気商売を行わなければ効率良く稼げないと思いました。

私は、ひたすら考えました。ホームページの威力は絶大です。これはメッキ工房NAKARAIで実証済みでした。そこで、ホームページを利用し、需要があり、お金のストレスから解放され、手間商売ではなく売れるものはないか。来る日も来る日も考えたのです。勿論、メッキ工房NAKARAIのメッキ研究をしながら、何かないかと考えていました。何か新しい事を始める時は、【何かをしながら】した方が良いと思います。単列の考え方ではなく、並列の考え方です。単列とは、今の仕事を辞めて新しい仕事を探すといった考え方であり、リスクが大きくなりすぎてしまいます。結果、失敗する可能性も高くなります。また、並列とは、今の仕事の何が嫌なのかを見極め、その仕事を続けながら解決する方法はないのかといったような考え方です。仕事を辞めるのはいつでも出来ますが、やり直す事は非常に難しいのです。ですから、今やっている事を続けながら、新しい事を始めた方が良いと思います。

私は、半井メッキを経営しながらメッキ工房NAKARAIを立ち上げ、さらに何かないかと考えていました。

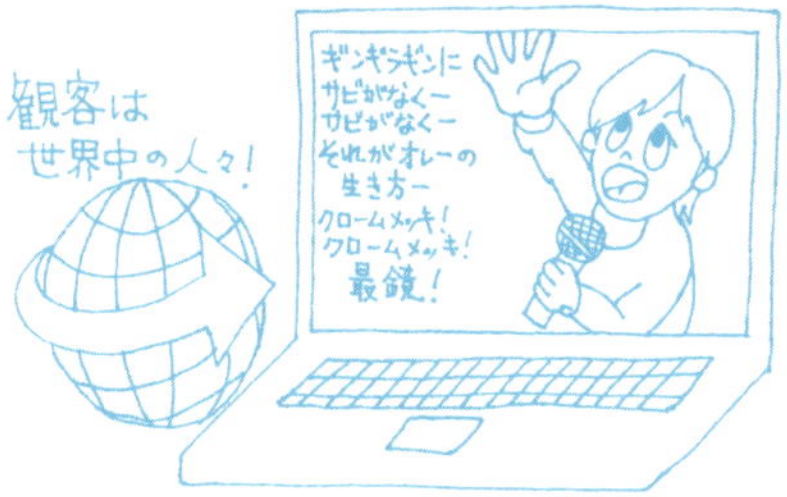
観客は世界中の人々!
ギンギラギンにサビがなくーサビがなくーそれがオレーの生き方ークロームメッキ!クロームメッキ!最鏡!
さびとり健康法ホームページ

※テレビに出て歌って踊るだけが人気商売ではありません!!
（ホームページのアクセス数を上げて商売する事も人気商売のひとつです）

自分らしさの追求

自分にしかできない事は何か。自分が本当にやりたい事は何か。なおかつ、人々に喜んでもら

◆月200万円稼ぐには…

	手間商売 パターン1	人気商売 パターン2
時給	1000円	12500円
1日の勤務時間	66時間	8時間
勤務日数	30日	20日

パターン1は、1日の勤務時間が66時間必要になる為、実現不可能である。
パターン2ならば、勤務時間、勤務日数が現実的であり、実現可能である。

※あくまでNAKARAIの考え

えて利益に繋がるような事は何か。しかし、そんなに簡単に答えは見つかるわけではありません。

当時は2000年。それから5年後の2005年にとうとう見つけたのです。

さびとり健康法との出合い

そのきっかけは「活性酸素」という近藤和雄先生の書かれた本との出合いでした。

私は、3回のダイエットに失敗し、その3回目に失敗した時、病院に運ばれたのです。それまでの私は、【ダイエット＝食事制限】辛い減量と考えていました。

お医者様からすごい剣幕で怒られた私は、その足で本屋に向かい、30冊以上の体に関する本を買って読み漁りました。その本の中に衝撃的な文章を見つけたのです。

【人の体も鉄のように錆びる】

この時、私は「これだ」と思ったのです。

【錆び取りのプロの体が錆びだらけ】

これはインパクトがあり面白い。

サビが本当に取れたら世の中に出してみようと。この日を境に、金属のサビ止めメッキ（半井メッキ）を行いながら、バイクパーツのサビを取り（メッキ工房ＮＡＫＡＲＡＩ）、メッキのサビ止め剤の開発（メッキング）、自分の体のサビも取る（さびとり健康法）と、サビまみれの生活の毎日が始まったのです。この出合いは、決して偶然ではありません。私が、常に何かを探そうと、アンテナを張り巡らせていた結果なのです。

まとめ

健康、ダイエット、老化防止、髪の毛、金銭面等、ストレスの改善こそが、「さびとり健康法」なのです。つまり、悩みがあると健康ではいられないのです。

お金は決して一番ではありません。健康でいる事の方は重要です。健康はお金では買えませんが、ある程度のお金がないと心身ともに健康ではいられないのです。金欠病という病もありますから。このストレス編をご覧いただいたあなたには、私の体験談を通して自分を変えるきっかけをつかんでいただきたいと思っています。

そして、心身ともに健康であり、【いつまでも光り輝くサビない体】を手に入れて下さい。

最後に、一度しかない人生ですから、自分らしさ、もしくは自分探しがとても重要です。私が考える人生の成功とは、悔いのない人生を送る事です。人生の最後に、自分で自分を褒められるような悔いのない人生を送って下さい。

私は今の時点で、自分で自分を褒めています。

人生は、どんなに生きても120年程度です。

あなたが、【いつまでも光り輝くサビない人】であり続ける事を願っています。

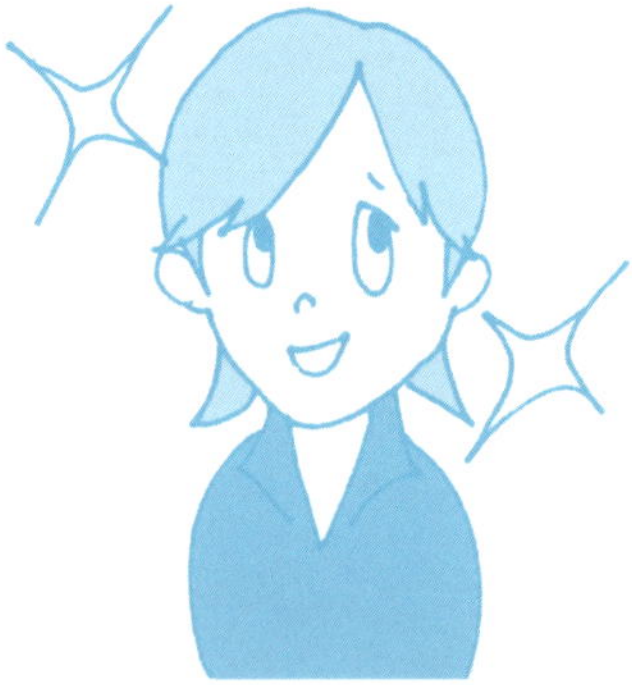

終わりに

今までに偉そうに色々語ってきましたが、【さびとり健康法】は私の師匠が36年に亘り実践してきたことを、私も自身の身体を使って実験し、自分なりに新たな研究を加えて、完成したものです。

その結果、この本を書き上げた2010年より、2016年になった今でも、体重の増加もなく、薄毛ではありません。

その師匠とは1999年からの知り合いですが、初めて会った時、実年齢より12～13歳は若く見えて、とても驚きました。このときは、まだ若く見える人は単なる体質なんだろう、と思っていました。衝撃的な本に出会うまでは…。

その本とは近藤先生が書かれた【活性酸素】という本でした。

そして、その本の1ページ目に書かれていた一文を見た時、私の中にピンと来るものがありました。それは【人の身体も鉄のようにサビる】という一文です。【酸化現象】が、悪の根源である事が、一瞬で理解できたのです。金属のサビを取っている場合ではなく、【自分自身のサビ】を取らなくてはと思ったのです。

私は、この本の中身を解読すると、すぐ近くにそれを実践している人がいる事に気付いたのです。【身体の酸化を抑える健康法】…。その人こそが、前出の【師匠】だったのです。

そして、ここには書き切れなかった、驚きの情報が【さびとりクラブ】のインターネットサイトにまとめてあります。

気になる人も、気にならない人も、インターネットで御覧になれますので、今すぐ検索してみてください。

2016年　半井 雅輝

※参考文献
PHP 研究所『専門医がやさしく教える 活性酸素』（近藤和雄著）
コスモトゥーワン『「体内浄化」健康法』（大森隆史著）
講談社『薄毛・抜け毛を治す』（小林一広、脇坂長興、武田克之著）
ライフサイエンス研究所『にんげんはなにでできているの？』（ライフサイエンス研究所編）
主婦の友社『決定版 みんなが使える 食品成分表』（主婦の友社編）
日本文芸社『栄養素や体のしくみを知って健康になる 栄養を知る辞典』（工藤秀機、蒲池桂子監修）
成美堂出版『からだのしくみ辞典』（浅野伍朗監修）

※本書は発案者の半井雅輝氏による個人的な体験・考えをご紹介しています。なお、効果には個人差があります。

さびとり健康法

発行・発売日　2016年5月20日　初版 第1版発行
発行人　半井 雅輝
発売元　株式会社造形社
〒164-0011
東京都中野区中央 5-2-2
電話 03-3380-1061／FAX 03-3380-1016
http://www.zokeisha.co.jp
印刷　広研印刷株式会社
ISBN978-4-88172-520-7